让马王堆医学文化活起来丛书

总主编　何清湖　副总主编　陈小平

马王堆胎产生殖健康

主编　李波男　李　玲

CTS K 湖南科学技术出版社 · 长沙

国家一级出版社　全国百佳图书出版单位

《让马王堆医学文化活起来丛书》

编委会

总 主 编 何清湖

副总主编 陈小平

编　　委 王　磊　邓婧溪　申志华　冯　雪　朱明芳　孙相如

孙贵香　阳吉长　李　点　李　玲　李迎秋　李波男

肖碧跃　何宜荣　何清湖　沈　菁　沈敬国　张文安

张冀东　陈小平　陈　洪　罗　健　罗红财　周　兴

周　青　周春国　胡宗仁　骆　敏　彭　亮　葛晓舒

喻燕姣　蓝　兵　魏一苇

学术秘书 陈　洪　魏一苇

《让马王堆医学文化活起来丛书·马王堆胎产生殖健康》

编委会

主　　编 李波男　李　玲

副 主 编 李迎秋　肖　艺　冯恩敏

编　　委 宁　港　王　能　王康宇　冯芷莹　冯恩敏　付靖敏

刘卓琳　朱丛旭　李波男　李　玲　李迎秋　肖　艺

吴　悔　张　成　曾小珂　黄家望

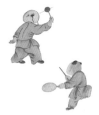

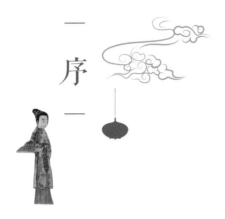

序

　　文化是事业赓续的根脉，更是开创新局的源泉。习近平总书记在党的二十大报告中明确提出，要"推进文化自信自强，铸就社会主义文化新辉煌"。这是因为文化自信是推进一个国家、一个民族持续发展的最基本、最深沉、最强大的力量。随着"两个结合"重要论断的提出，习近平文化思想为我们担负起新时代文化使命、建设中华民族现代文明提供了根本遵循和行动指南。

　　湖南是中华文明的重要发祥地之一，湖湘文化是中华优秀传统文化的重要组成部分，具有文源深、文脉广、文气足的独特优势。近年来，湖南立足新的文化使命，加强文化强省建设力度，着力推动湖湘文化创造性转化、创新性发展，成为推进中国特色社会主义文化建设、中华民族现代文明建设的生力军。"惟楚有材，于斯为盛"的湖南文化产业享有"文化湘军"的盛誉；湖南中医药列入全国"第一方阵"，可以用"三高""四新"予以概括，即具有高深的渊源、高精的人才、高坚的基础和战略思想新、总体部署新、发展形势新、主攻策略新的特色与优势。加快推进湖湘中医药事业的高质量发展，首先就要以高度的文化自信凝聚湖湘中医药传承创新发展"三高""四新"的新动能。

湖湘中医药文化底蕴深厚，古今名医辈出，名药荟萃。长沙马王堆汉墓出土医书、长沙太守医圣张仲景坐堂行医遗址，可以说是全世界独一无二的、永远光辉璀璨的中医药文化宝藏。因此，进一步坚定湖湘文化自信，不仅要立足中华传统文化视野审视湖湘中医药文化，更要站在建设中华民族现代文明的高度，挖掘好、发挥好湖湘中医药文化的时代价值。

马王堆汉墓出土医书是目前保留和显示我国古代早期医学发展水平的最真实、最直接的证据，具有重要的传统文化思想和珍贵的医学学术价值。作为我国地域中医药文化的典型代表和湖湘中医药文化的宝藏，马王堆医书文化具有跨越时空、超越国界、服务当代的永恒魅力，值得大力传承、弘扬和创新发展。

长期以来，湖湘中医药文化在立足湖南、辐射全国、放眼世界的道路上，先贤后杰前赴后继走出了坚实的"湘军"步伐。近年来，何清湖教授积极倡导湖湘中医文化研究，其团队长期深耕于马王堆汉墓出土医书的挖掘、整理和提炼，坚持追根溯源、与时俱进，形成了一系列具有聚焦性、时代性和影响力的学术成果，充分彰显了坚定文化自信、勇担文化使命的新时代中医人风采。

2024 年，正值马王堆汉墓文物出土 50 周年，何清湖教授及其团队编著、出版《让马王堆医学文化活起来丛书》。伏案读罢，深为振奋，尤感欣慰，这是湖湘中医药传承传播与创新发展的又一力作。慨叹"桐花万里丹山路，雏凤清于老凤声"——丛书分为 10 册，既基于精气神总体阐释马王堆医学文化的核心内涵和独特理念，又围绕食疗、酒疗、足疗、导引术、方剂、经络、房室养生等多方面深研马王堆医书的学术理念与临床方术，不仅做到了"探源中医，不忘本来"，而且坚持了"创新发展，面向未来"。每一个分册既有学术理论的整理和发掘，又有学术脉络的梳理和传承，更有当代转化的创新和发展，呈现出该研究团队多年来对马王堆医学文化的深度挖掘、深入思考、深广实践的丰硕成果，堪称具有深厚的理论积淀、开阔的学术视野、丰富的临床实践的一套兼具科学性、传承性和创新性的学术著作。

我希望并深信，本套丛书必将进一步擦亮"马王堆医学文化"这张古代中医药学的金牌，让马王堆医学文化活起来，展现其历久弥新的生命力，从而赓续湖湘医脉，在传承创新中促进中医人坚定文化自信，推动中医药传承创新发展。

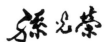

2024 年 5 月 8 日

孙光荣，第二届国医大师，第五届中央保健专家组成员，首届全国中医药杰出奖获得者，中国中医药科学院学部执行委员，北京中医药大学远程教育学院主要创始人、中医药文化研究院院长。

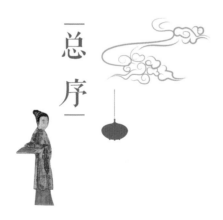

总序

习近平总书记指出，中华文明源远流长、博大精深，是中华民族独特的精神标识，要从传承文化根脉、弘扬民族之魂的高度做好中华文明起源的研究和阐释，让更多文物和文化遗产活起来。这些精辟论述，内涵深刻、思想精深，为研究和发展中华优秀传统文化提供了根本遵循。

1972—1974 年，湖南长沙东郊的马王堆汉墓惊艳了世界。其中出土的医学文献及与中医药相关的文物，为我们揭示和重现了我国古代早期医学发展的真实面貌。它们是最直接、最珍贵的历史、医学和文化价值的体现，堪称湖湘文化乃至中华文明的瑰宝。2024 年是马王堆汉墓文物发掘 50 周年，以此为契机，我和我的团队坚持在习近平文化思想指引下，以发掘、传承、弘扬和转化为主线，对马王堆医学文化进行了重新梳理和深入挖掘，《让马王堆医学文化活起来丛书》由此应运而生。

本丛书共分 10 册，系湖南省社科基金重大项目"湖南中医药强省研究"、湖南省社科基金重大委托项目"马王堆中医药文化当代价值研究"与湖南省中医科研重点项目"健康湖南视域下马王堆医学文化的创造性转化与创新性发展研究"
的重要成果。本丛书系统攫取了马王堆医学文化的精粹：从
精气神学说到运用方药防病治病，从经络针砭到导引术，从
房室养生到胎产生殖健康再到香文化、酒疗、食疗、足疗。
每一分册都立足理论基础、学术传承及创新发展三个层面，
从不同角度展示马王堆医学文化的博大精深。

　　其中，精气神学说作为中医学的重要范畴，其理论的阐
释和实践的指导对于理解中医养生文化至关重要。因此，《马
王堆精气神学说》一书不仅追溯了精气神概念的源流，更结
合现代医学的视角，探讨了其在健康管理、生活方式以及心
理健康等领域的应用与发展。《马王堆方剂》则试图挖掘马王
堆医书《养生方》《杂禁方》《疗射工毒方》《五十二病方》
中的方剂学相关内容，这些古老的药方蕴含了丰富的本草知
识与医学智慧，为古人防病治病提供了重要支撑，也为后世
医学研究提供了宝贵资料。《马王堆经络与针砭》通过剖析马
王堆汉墓出土的医书对于经络及针灸砭术的记载，进而讨论
分析马王堆医学对于中医经络学说及针灸技术形成发展中的
贡献及其在现代的应用与创新发展。《马王堆导引术》聚焦于
古代医学家对人体生命和健康的深刻认识。导引术是一种调
理人体阴阳平衡、促进气血畅通的运动养生方法，马王堆医
学中对于导引术的记载与实践不仅为我们了解古人的养生之
道提供了有效途径，同时也为现代人提供了一种古老而有效
的健康运动方式。《马王堆房室养生》重点关注性医学领域，
系统总结了马王堆医书中关于房室养生的理论知识，为现代
性医学研究提供了历史依据和参考。本书不仅传承了古代房

室养生文化，更将促进社会对现代性医学的关注与认识。《马王堆胎产生殖健康》一书深入解读了《胎产书》，挖掘了古代胎产生殖健康方面的知识和经验。本书还结合现代生殖医学理论和技术对这一古老记载进行了探讨，以期为现代生殖医学研究和实践提供借鉴和启示。《马王堆香文化》带领读者走进中国古代香文化的瑰丽世界，从香料的使用到香具的制作，从祭祀到医疗，全面展示了秦汉时期楚地用香的特色和文化特质，为香文化研究提供了宝贵的第一手资料。《马王堆酒疗》研究了马王堆医学中酒疗的精髓，将促进酒疗理论在当代的传承发展和守正创新，本书不仅系统阐述了酒疗学说的内涵以及价值，更科普了酒的相关知识，让公众得以更科学地认识酒与健康的关系。《马王堆食疗》和《马王堆足疗》则系统梳理了马王堆系列医书与文物中与食疗、足疗有关的内容，为深刻理解秦汉生活和古代文化观念增添了更加鲜明生动的资料，也为现代药膳食疗和足疗理论与技术的发展提供了重要理论支持和实践借鉴。

总之，在研究古老的马王堆医学文化的过程中，我们发现了无尽的医学与哲学智慧。完全有理由相信，本套丛书的编纂和出版一定能够重新唤起人们对马王堆医书的广泛关注和深刻认识，古老的马王堆医学文化一定能够焕发出新的生机与活力。同时，我们更希望通过对这一古代医学文化开展深入研究，能够为当代医学理论和实践的发展，尤其是为当代人们的健康生活提供更多有益的启示和借鉴。

在建设中华民族现代文明的征途上，我们迎来了一个风正好扬帆的时代。我和我的团队将坚定文化自信，毅然承担起历史赋予的使命，与各界人士携手合作、共同奋斗，在湖湘这片承载着厚重历史的土地上，共同谱写出健康与幸福的华美乐章！

　　本套丛书在编撰过程中，得到了国医大师孙光荣的指导，以及湖南省中医药文化研究基地、湖南医药学院马王堆医学研究院、互联网（中西协同）健康服务湖南省工程研究中心、湖南教育电视台、湖南博物院、启迪药业集团股份公司、珠海尚古杏林健康产业投资管理有限公司、湖南省岐黄中医学研究院有限公司、湖南东健药业有限公司、谷医堂（湖南）健康科技有限公司、颐而康健康产业集团股份有限公司、湖南健康堂生物技术集团有限公司、柔嘉药业股份有限公司、国药控股湖南有限公司等单位的大力支持，在此一并感谢。

何清湖

2024 年 5 月

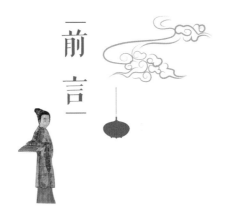

前言

　　《马王堆胎产生殖健康》系《让马王堆医学文化活起来丛书》之一，是经过精心编纂的一部关于马王堆汉墓出土的《胎产书》的专著。这部医学文献蕴含着丰富的古代胎产生殖健康知识。对于研究古代生殖医学、胎儿发育以及母婴健康领域具有重要的历史价值。

　　本书旨在解读马王堆汉墓出土的医学文献《胎产书》，深入挖掘其中关于胎产生殖健康方面的知识和经验，为现代生殖医学研究提供历史依据和参考。同时，通过普及古代胎产生殖健康知识，以提高公众对于生殖健康的关注和认识。书中详细介绍了马王堆汉墓出土的医学文献中关于胎产生殖的基本理论，涵盖胎儿发育、胎教、孕期保健等方面知识。同时深入挖掘马王堆汉墓出土的医学文献中关于胎产生殖健康方面的知识和经验。结合现代生殖医学理论和技术，科学分析和评价古代胎产生殖健康知识，确保内容的准确且实用。

　　本书共分为理论基础、学术传承及创新发展三篇，共9章39节。第一章胎产生殖孕育理论的发展源流、第二章《胎产书》的历史源流、第三章《胎产书》原文注释与现代启示，介绍了胎产孕育理论的发展和《胎产书》的出土与成书年代，并从择时受孕、孕期调养与胎儿发育、孕期保健及产后保健方面对《胎产书》原文进行注释结合现代胎产孕育理论进行阐释，由李波男、宁港编写；第四章《胎产书》学术传承与应用，主要从《诸病源候论》《千金要方》《产经》《医心方》阐述对《胎产书》学术传承与应用，由李玲、黄家望、付靖敏编写；第五章《胎产书》指导下科学备孕，包括生育年龄与受孕时期、产前检查必备项目、优生优育避免遗传疾病、备孕的健康生活方式等，由王能、朱丛旭编写；第六章《胎产书》指导下的胎儿发育，对各时期胎儿发育特点进行论述，由李迎秋、王康宇、冯芷莹编写；《胎产书》指导下孕期护理与营养保健，包括孕期常见不适与保健、孕期须知用药禁忌、孕期常见疾病预防与监测、孕期必备营养、孕期常用家庭食疗、孕期情绪调节，由肖艺、刘卓琳、宁港编写；第八章《胎产书》指导下的产后康复，包括顺产怎样调养、剖宫产怎样调养、产褥期注意事项、产后饮食调护、产后怎么保持充足的母乳、产后情绪调节、产后形体修复与保健等，由曾小珂、张成编写；第九章《胎产书》指导下幼儿护理，包括新生儿生理特征、新生儿常见疾病与护理、新生儿营养需求与喂养、新生儿睡眠与保暖、新生儿常规护理操作及安全急救等，由冯恩敏、王能、吴悔编写。编写过程中湖南中医药大学何清湖教授给予了认真审定，提出了很多很好的修改意见，在此一并感谢。

　　本书旨在为广大生殖医学研究人员、医学工作者、历史学者以及对生殖健康感兴趣的公众提供一本具有参考价值的学术科普著作。通过阅读本书，读者将深入了解古代胎产生殖健康知识，为现代生殖医学研究和实践提供历史借鉴和启示。

　　在编写过程中，我们经过多次修改和完善，但由于我们的经验和水平有限，书中难免存在疏漏或错误之处。因此，我们诚恳地欢迎各界专家学者对本书进行批评和指正，以便在再版时进一步提升书籍的品质和学术水准。我们希望通过这本书的出版，能够传承和弘扬古代胎产生殖健康文化，促进社会对生殖健康的关注与认识，为构建和谐社会贡献一份力量。

李波男　李　玲

2024 年 4 月

目录

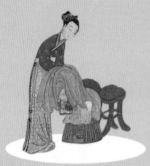

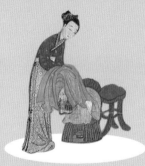

三

第

一

篇

理论基础

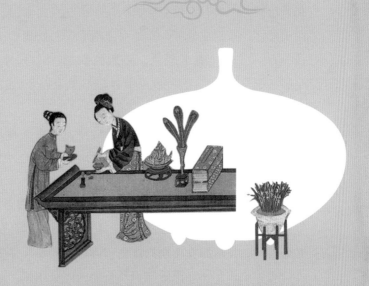

第一章　胎产生殖孕育理论的发展源流

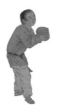

我国医学对妊娠期胎儿形态变化的关注在先秦两汉时期便已存在。马王堆汉墓出土的帛书《胎产书》已有关于十月胎形的完整论述，其后《备急千金要方》《医心方》《颅囟经》在《胎产书》的基础上不断深入论述受孕、胎儿发育、产后保健等胎产生殖保健方法，为近现代胎产生殖健康的发展奠定基础。

《胎产书》是我国现存最早的妇产科专著，据马继兴先生考证，其撰年至少在秦汉之际或以前。《胎产书》："一月名曰流形……二月始膏……三月始脂……未有定仪，见物而化……四月而水授之，乃始成血……五月而火授之，乃始成气……六月而金授之，乃始成筋……七月而木授之，乃始成骨……八月而土授之，乃始成肤革……九月而石授之，乃始成毫毛……十月气陈□□。"这是世界医学史上迄今为止发现的有关胎儿逐月发育情况的最早记载。

北齐徐之才"逐月养胎方"（已佚，见于《备急千金要方》）及隋巢元方《诸病源候论》对胎形的描述与《胎产书》原文基本一致，是《胎产书》胎相学说的主要流传版本，认为妊娠前3个月胎儿尚未成形，第4个月以后分别在水、火、金、木、土、石的作用下生成血、气、筋、骨、肤革和毫毛，第10个月降生。徐才之《逐月养胎方》以动态的观点描述妊娠变化，注重妇女孕期的饮食营养调配和小儿保健。总的来说，这一时期有很多妇产和小儿保健知识及技能的逐步积累，但是还没有形成系统的学科体系。

唐代孙思邈《备急千金要方》除引用徐之才逐月养胎方外，又云："妊娠一月始胚，二月始膏，三月始胞，四月形体成，五月能动，六月筋骨立，七月毛发生，八月脏腑具，九月谷气入胃，十月诸神备，日满即产矣。"其内容承袭自《胎产书》，却未提及气和水、火、金、木、土、石等理论概念，对胎儿发育的看法也有独到之处，认识到第 5 个月始有胎动，"九月谷入胃"体现了先天与后天的联系。《备急千金要方》将妇人小儿病置于诸疾之首，有"少小婴孺方"1 卷，"养小儿""小儿杂病"2 篇，用方达 320 余首，是唐代以前所不曾有的，是促进妇产科与儿科走向独立分科的动力。孙思邈将"求子"列于《千金要方·妇人方上》之首，独立一方，从其论述与药方出现的时间来看，医者对于产育活动的介入，似乎有从妊娠、分娩，逐渐提前到行房、受孕的轨迹，并且在生产完接着调经、补气血，为下一次生产做准备。

《医心方》引用的《产经》同时记载了上述两种版本的《胎产书》胎相学说，丹波康赖注："今按：《太素经》云：一月膏，二月脉，三月胞，四月胎，五月筋，六月骨，七月成，八月动，九月躁，十月生。"同时《医心方》还提出，受孕双方的身体状况对于胎儿身体健康状况的影响，对于现代优生学有很大的启发，"有五观子生不祥：丧服未除有子；新饮酒饱食，谷气未行，以合阴阳，温病未愈有子，腹中膨亨刁、便白浊，以是生子，子必癫狂；劳倦重担，志气未安，以合阴阳，筋腰苦痛以是生子，必夭残；新沐浴，发肤未燥，以合阴阳，令人短气，以是生子，子必不全……"房中术中俱是警告"丧服未除、饮酒饱食、温病未愈"都会"生子癫狂"，"劳倦重担、筋腰苦痛、发肤未燥"必会"生子不全"，甚至损伤身体，危及生命。

道教典籍对胎儿发育形态亦有许多独特的理解。六朝《颅囟经》最早将道教胎相理论引入医学，以道教理论来解释胎儿发育，形成了《颅囟经》胎相学说，内容与《胎产书》大相径庭。《颅囟经》："一月为胚，精血凝也。二月为胎，形兆分也。三月阳神为三魂，动以生也。四月阴灵为七魄，净镇形也。五月五行，分脏安神也。六月六律，定腑滋灵也。七月精开，窍通光明也。八月元神俱降真灵也。九月宫室罗布以生人也。十月气足，万物成也。"对胎儿身体的具体发育描述不详，而更加注重妊娠十月间神灵的力量。

我国是优生思想的策源地。现存最早的妇产科专著马王堆汉墓帛书《胎产书》其基本内容即为优生，为后世中医胎教胎养的源头。许多名医如孙思邈、张景岳等均对优生有专论。然而近几十年来中医优生思想并未有系统研究，中医优生思想分孕前的择偶与优生；夫妇交会时的择孕与优生及孕期的养胎与优生。择偶涉及配偶年龄、学历、体质与优生；择孕涉及择孕时间、择孕环境及择孕时夫妇的生理心理及感情状态；孕期保健包括孕期食养与食忌、怡情起居、药物宜忌。中医优生学中有其独特的优生学理论思想，如"内象成子（外象内感）理论""逐月养胎理论""调经种子"等。

中医优生学认为，夫妇生育年龄过早则肾中精气未充，过晚则肾中精气已衰，育子不健。其实生育年龄过早过晚不但是肾中精气不充实、机体全身发育得不健实，而且对宫内胎儿发育都会产生不利影响。如《褚氏遗书》提出了夫妻双方年龄差距过大对子代（女儿或儿子）健康的不同影响，即"父少母老，产女必羸；母壮父衰，生男必弱"。其次，育龄夫妇的体质，尤其是女方的体质对子宫环境及宫内胎儿有着主导性影响。《灵枢·天年》中提出人出生时体质与父母体质强弱有重要关联，是现存文献中提到父母体质与子代体质关系的较早资料："黄帝问于岐伯曰：愿闻人之始生，何气筑为基，何立而为楯……岐伯曰：以母为基，以父为楯。"汉王充《论衡·气寿》："强寿弱夭，谓禀气渥薄也。"《小儿药证直诀》首次提到"胎怯"一词，认为"解颅"和"胎怯"均系肾气不充所致。南宋儿科著作《小儿卫生总微论方》、元代曾世荣的《活幼口议》、明代万全的《幼科发挥》、明代张景岳的《宜麟策》等均述及父母体质与子代体质的关系。"内象成子"，又称"外象内感"理论，可以说是整个中医优生胎教思想的核心。"内"指"纳"，接受的意思，"内象成子"指孕妇接受外部的象（像）可影响体内之子的成长。孕期胎儿发育阶段，发育尚未定形，孕妇所见所食所闻会影响胎儿的外形、体质、气质甚至性别。其本质内容是胚胎发育在宫内具有很大可塑性，尤其是发育前三个月。文字记载最早见于马王堆汉墓帛书《胎产书》。此后，这一内容在中医妇产学历史上长久地起着主导作用。许多胎教胎养的方法都是这一思想的产物，这一思想与新近国际医学界认为，胎儿发育的可塑性认识是一致的。

逐月养胎思想的中心是根据胎儿逐月发育的特点，分别采取相应的养胎措施。《胎产书》认为前三个月发育未有定形，不宜食辛温发散的食物，而应食用酸熟美味的富营养之品，避免性生活，观美好的事物，避免看丑陋的东西。根据胎儿逐月发育特点给予相应不同的养胎原则与措施，这一思想是可取的。现代医学认为妊娠早期由于孕激素水平突然增高，消化系统功能受到影响。所以，早期应饮食清淡、无刺激、易消化。如刻意过多进食，不但不能消化吸收，反而会加重消化负担。此外，妊娠早期胎儿发育缓慢，并不需要增加特别营养。而在胎儿发育的四五月以后，内脏组织如脑、肌肉等开始迅速增大，需要大量营养，所以此时开始增加动物蛋白是必需的。因此，从现代医学的角度来看，《胎产书》有关妊娠期总的饮食原则是符合胎儿发育需求的。

第二章 《胎产书》的历史源流

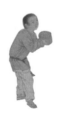

第一节 《胎产书》出土情况介绍

一部失传了 2000 多年被世人忽略的古籍，这本古籍便是西汉医书《胎产书》（图 2－1）。和其他学术书籍、史书、病理医书、药书不一样的

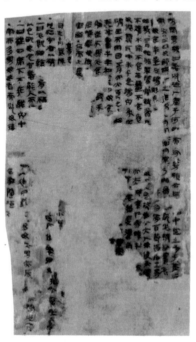

图 2－1 《胎产书》

是，这部《胎产书》和它的名字一样，针对的是"胎产书"。这一部失传的古籍并不是竹简古籍，而是极为罕见的帛书（不是纸质古籍，而是一种写在绢帛上的文书，流行于楚地），不过这部帛书一开始是没有名字的，也没有封面，考古家研究古籍后，根据其内容起名为"胎产书"。

第二节 《胎产书》成书年代探讨

《胎产书》是 1973 年 12 月于马王堆汉墓三号墓出土的一部帛书，是我国现存最早的一部有关胎产知识的方技类著作。其具体成书年代已不可考，马继兴先生认为从《胎产书》中未避汉高后吕雉的"稚"字来看，其抄年应该在汉高祖及吕氏执政期间。

第三章 《胎产书》原文注释与现代启示

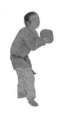

第一节 《胎产书》择时受孕相关原文注解与现代启示

禹[1]問幼頻[2]曰:"我欲殖[3]人生[4]子,何如而有?"幼頻答[5]曰:月朔[6],已去汁[7]□,三日中從之,有子。其一日男[8],其二日女也[9]。故人之產也,入於冥冥[10],出於冥冥,乃始為人。

【注释】

〔1〕禹:夏王朝的建立者,姓姒,名文命,史书又称夏禹,此处系托名。

〔2〕幼頻:人名。

〔3〕殖人:原作"填"。殖与填上古音均禅母,职部韵,同音通假。殖人,即生育子女。《国语·晋语》:"同姓不婚,恶不殖也。"韦注:"殖,蕃息也。"

〔4〕生:原作"产"。生与产上古音均山母组。生为耕部,产为元部。故产假为生。

〔5〕答:原作"合"。

〔6〕月朔:月经。云梦秦简《封诊式·出子》条称为"朔事"。按:"朔"字义为始,或苏。《礼记·礼器》:"应鼓在东。"贾疏:"朔,始

也。"《尚书·允征》孔疏:"朔者,苏也。言月死而更苏也。"

〔7〕去汁:汁字原义泛指液体。《说文·水部》:"汁,液也。"而本条则系指月经的代称,古人所谓"恶露"。"去汁",即月经终止。

〔8〕男:原作"南"。男与南上古音均泥母,侵部韵,同音通假。

〔9〕也:原作"殿",古写。

〔10〕冥冥:幽暗不可见。《产经》:"人之始生,生于冥冥。"(见《医心方》卷二十二妊妇脉图月禁法转引)《礼记·月令》:"仲冬行夏令……氛雾冥冥,雷乃发声。"《广雅·释训》:"冥,冥暗也。"《说文义证》:"李善注《魏都赋》引作:'冥幽昧也。'《庄子·在宥》:'至道之精,窈窈冥冥。'郭注:'窈、冥、昏、默,皆了无也。'"

【译文】

禹问幼频说:"我想知道分娩生育子女要了解些什么事情?"幼频回答说:"每月初一,在月经停止后 3 日之内有房事的就可以生育。其中,月经断了 1 日的可以生男孩子,断了 2 日的可以生女孩子。这是因为人的分娩生育是经过母体内阴暗幽冥的环境发育成胚胎,而后才逐渐生长成为人体的。"

【现代启示】

以上记录主要论述了通过时间的计算来选择受孕时间及胎儿性别,主要体现了择时受孕的思想,随着社会的进步和科技的发展,越来越多的家庭开始关注择时受孕的问题。择时受孕,简而言之,就是在适宜的时间选择受孕,以达到优生优育的目的。

(一)择时受孕的重要性

1. 优生优育 在适宜的时间受孕,有利于胚胎的发育和成长,降低先天性疾病和畸形儿的风险,提高出生人口的素质。

2. 家庭规划 通过择时受孕,家庭可以更加合理地规划生育,实现家庭和谐、幸福。

3. 事业发展 对于事业处于关键阶段的夫妻来说,择时受孕有助于平衡事业与家庭的关系,实现事业与家庭的双赢。

(二)择时受孕的实现方法

1. 了解生理周期 女性要了解自己的生理周期,尤其是月经周期和排卵期。在排卵期前后安排性生活，有助于提高受孕成功率。

2. 调整生活作息　保持良好的生活习惯，充足的睡眠和饮食，有助于提高身体素质，为受孕创造有利条件。

3. 放松心情　保持愉快的心情，减轻精神压力，有助于提高受孕概率。

4. 医学辅助　在必要时，可以寻求医生的帮助，如进行生育能力评估、监测排卵等，以提高受孕成功率。

（三）注意事项

1. 避免盲目追求受孕　不要因为过度焦虑而盲目追求受孕，这反而会影响受孕成功率。要顺其自然，保持良好的心态。

2. 避免高龄妊娠　随着年龄的增长，生育风险逐渐增加。因此，建议在适宜的年龄范围内尽早实现生育。

3. 重视孕前检查　在受孕前，夫妻双方应进行全面的孕前检查，确保身体状况良好，为孕育健康宝宝打下坚实基础。

总之，择时受孕是一个涉及家庭幸福、人口素质和事业发展的重要问题。我们应该从多方面了解和学习择时受孕的知识和方法，为自己的未来和宝宝的健康打下坚实基础。同时，我们也要关注社会的生育政策和相关法规，积极响应国家号召，为实现人口长期均衡发展贡献自己的力量。

第二节　《胎产书》孕期调养与胎儿发育相关原文注释与现代启示

　　一月名曰流形[1]。食飲必精[2]，酸羹必熟[3]，毋食辛腥[4]，是謂哉貞[5]。

【注释】

〔1〕一月名曰流形：流，原作"留"。流与留上古音均来母，幽部韵，同音通假。形，原作"刑"。形与刑上古音均匣母，耕部韵，同音通假。"流形"一词之义可有三说。一是泛指物质的形体。如《周易·乾》象传："云行雨施，品物流形。"孔疏："言乾能用天地之德，使云气流行，雨泽施布，故品类之物流布成形。"《礼记·孔子闲居》："风霆流行，庶

物露生。"孔疏："霆，雷也……风霆流形，谓地以神气、风、雷之等流布其形。"《周易参同契》："凝精流形，金石不朽。"《管子·水地》："男女精气合而水流形。"《文天祥集·正气歌》："天地有正气，杂然赋流形。"二是转化而成为形体（即由无形转化为成形的过程）。其中"流"字义为转移。三是刑字可假为型。型为铸造器物的模具。《说文·土部》："型，铸器之法也。"《荀子·强国》："刑范正，金锡美。"流刑（型）则指用模具所制成物体的雏形。

〔2〕食飲必精：《病源》《千金》均作"饮食精熟"。《医心方》"精熟"后有"酸美"2字。精字义为精良，质优。《后汉书·张衡列传》李注："精，粹美也。"《增韵·平》："凡物之纯至者皆曰精。"

〔3〕酸羹必熟：《医心方》无。《病源》《千金》均作："酸美受御。"其后又有"宜食大麦"4字。羹为供食用的佐有肉末的菜汤。《经典释文》卷十《仪礼音义·士昏礼》"大羹"条注引《字林》："（羹），肉有汁也。"《礼记·礼器》："羹定诏于堂。"贾疏："羹，肉清也。"酸羹即酸味的菜汤。

〔4〕毋食辛腥：腥，原作"星"。腥与星上古音均心母，耕部韵，同音通假。《病源》作"无食腥辛之物"。《千金》作"毋食腥辛"。《医心方》同，又有"无御丈夫"4字。

〔5〕是謂哉貞：哉，原作"才"。哉与才上古音均之部韵。哉为精母，才为从母。故才假为哉。此2字在传世古籍与出土古籍中互通之例甚多，如《尔雅·释诂》："哉，始也。"邢疏："哉，古文作才。"《经典释文》卷二十九《尔雅音义·释诂》："茂哉，或作茂才。"《老子》："吾何以知其然哉！"马王堆出土帛书《老子》乙本"哉"作"才"。《老子》："岂虚言哉！"马王堆帛书《老子》甲本、乙本"哉"均作"才"。谓原作"胃"，谓与胃上古音均匣母，物部韵，同音通假，下同。哉字义为初，始。《尚书·伊训》"朕哉自亳"孔传："哉，始也。"（《尔雅·释诂》同）。贞字义为定。《释名·释言语》："贞，定也。精定不动惑也。"

【译文】

在妊娠1个月的时候称为"流形"。好比像铸造金属时用陶具之类容器使物体成形的过程一样。在这个阶段供应孕妇的饮食一定要质料精良，营养充足。要多吃些煮熟的酸性饮料，不要吃辛辣和带有腥气的食品。这时就叫"哉贞"，意思就是胚胎开始稳定。

二月始膏[1]，毋食辛臊[2]，居處必静[3]，男子勿勞[4]，百節皆病[5]，是謂始藏[6]。

【注释】

〔1〕二月始膏：《病源》及《医心方》均作"二月名曰始膏"。《千金》作："二月名始膏。"宋版《孙真人千金方》作"二月名始藏"。《文子·九守》作："二月而脉。"《淮南子·精神训》作："二月而肤。"《广雅·释亲》作："二月而脂。"又，《病源》卷四十一《妊娠转女为男候》："但妊娠二月名曰始藏精气，成于胞里。"膏字本义为肥肉。《国语·晋语》："夫膏粱之性难正也。"韦注："膏，肉之肥者。"引申为物之精华。《穆天传》卷一："黄金之膏。"郭注："金膏亦犹玉膏，皆其精汋（zhuó）也。"此处指胚胎的精华膏滋。

〔2〕毋食辛臊：《千金》《医心方》同。《病源》作："无食腥辛之物。"臊字与腥同义。《说文·肉部》："臊，豕膏臭也。"《一切经音义》卷一引《通俗文》："狠臭曰臊。"

〔3〕居處必静：《病源》《千金》《医心方》均作："居必静处。""居处"义为住所。《吕氏春秋·为欲》："其衣服冠带，宫室居处，舟车器械，声色滋味皆异。"

〔4〕男子勿勞：《病源》《千金》《医心方》均同。

〔5〕百节皆病：《病源》《千金》"病"皆作"痛"。《医心方》作："百节骨间皆病。"

〔6〕是謂始藏：《病源》及《医心方》"藏"后均有"也"字。《千金》作："是谓胎始结。"藏，原作"臧"，义为收敛。《说文·帅部》："藏，匿也。"徐铉注："臧字从草，后人所加。"

【译文】

妊娠两个月的时候称为"始膏"。此时胎儿在体内开始生长膏滋。在这个阶段的孕妇饮食不要吃辛辣和带有臊气的食品，生活的环境一定要安静。如果想让孕妇生男孩子就不能过分操劳，消耗体力，否则易于使四肢百节生病。这时就叫做"始藏"，意思就是孕妇的生活起居必须开始逐步收敛。

三月始脂[1]。果隋肖效[2]。當是之時[3]，未有定儀[4]，見物而化[5]。是故君公大人[6]，毋使侏儒[7]，不觀沐猴[8]，不食葱薑，不食兔羹[9]。□慾生男[10]，置弧矢[11]，□雄雉[12]，乘牡馬[13]，觀牡虎[14]。慾生女[15]，佩簪珥[16]，紳珠子[17]，是謂内象成子[18]。

【注释】

〔1〕三月始脂：《病源》作"三月始胎"（宋本《病源》及《医心方》同）。《千金》作："三月名始胞。"《文子·九守》作："三月而胚。"《淮南子·精神训》及《广雅·释亲》均作"三月而胎"。脂为人体内的脂肪组织之一。其与膏的区别主要是根据其凝结的程度，据《正字通》："脂，禽兽腴也。"

〔2〕果隋肖效：《病源》《千金》《医心方》均无。按"果隋"之名古又作果蠃 luǒ、果蓏（luǒ），亦即栝楼。《尔雅·释草》："果蠃之实栝楼。"《尔雅·义疏》："栝楼，果蠃声相转。蠃当为蓏，栝楼当为苦蒌，皆假借也。"《史记·货殖列传》《汉书·地理志》作"果赫"，《周易·说卦》作"果蓏"，《京房易传》作果隋。可证果隋即果蓏。据《说文》即栝楼果蠃。《诗经·豳》："果蠃之实，亦施于宇。"《毛传》："果蠃，栝楼也。"

肖，原作"宵"。宵与肖上古音均心母，宵部韵，同音通假。肖字义为相类，相似。《淮南子·坠形》："肖形而蓄。"高注："肖，象也。"《列子·杨朱》："肖天地之类。"张注："肖，似也。"《广雅·释诂三》："肖，类也。"《汉书·刑法志》应邵注："宵，类也。夫人宵天地之貌，头圆象天，足方象地。"颜注："宵，义与肖同。故庸妄之人谓之不肖，言其状貌无所象似也。"

〔3〕当是之时：《病源》《千金》及《医心方》"是"均作"此"。

〔4〕未有定儀：《病源》《医心方》均同。《病源》又有"血不流"3字。《千金》"仪"作"象"。仪，原作"義"。仪与义上古音均疑母，歌部韵，同音通假。仪字义为尺度，法度。《说文·人部》："仪，度也。"

《说文系传》："度，法度也。"又释作"仪容"。《广雅·释训》："仪，仪容也。"本条的"定仪"义同定型。

〔5〕見物而化：《千金》及《医心方》同。《病源》作"见物而变"。又有"形象始化"4字。化字义为变。《吕氏春秋·顺民》："则汤达乎鬼神之化。"高注："化，变也。"

〔6〕是故君公大人：《千金》无。《病源》作："欲令见贵盛王公，好人端正庄严。"《医心方》作："是故应见王公后妃，公主好人。"君公大人指国君及贵族阶级。

〔7〕毋使侏儒：《千金》无。《病源》作："不欲令见伛偻侏儒丑恶形人。"（《医心方》同，但无"令"字，"伛偻"作"偻者"，"形人"作"瘦人"）侏，原作"朱"。侏与朱上古音均章母，侯部韵，同音通假。侏儒为矮人。《礼记·王制》："喑聋跛躃断者侏儒百工各以其器食之。"郑注："侏儒，短人也。"

〔8〕不觀沐猴：《千金》无。《病源》作："及猿猴之类。"《医心方》作"猨猴"2字。沐，原作"木"。沐与木上古音均明母，铎部韵，同音通假。在传世古籍中此2字也多互通。如《史记·项羽本纪》："人言楚人沐猴而冠耳。"《法言·重黎》"沐猴"作"木猴"。猴，原作"候"。猴与候上古音均匣母，侯部韵，同音通假。沐猴即猕猴，或又称为猱。《诗经·小雅》："毋使猱升木。"孔疏引《毛诗草木鸟兽虫鱼疏》："猱，猕猴也。楚人谓之沐猴。"《说文通训定声》："（沐猴），犹母猴也，猕猴也。"

〔9〕不食葱薑，不食兔羹：《千金》无。《病源》作："无食姜兔，无怀刀绳。"《医心方》作："无食苗姜兔肉。"葱，原作"茵"。茵字从草，囱声。葱与囱上古音均清母，东部韵。故葱与茵同音通假。《医心方》又有："思欲食果瓜激味酸菹瓜，无食辛而恶臭。"

〔10〕□慾生男："欲"前缺1字。生，原作产。《医心方》无。《病源》《千金》均作："欲生男者。"

〔11〕置弧矢：《医心方》无。《病源》《千金》均作："操弓矢。"（宋本《病源》"操"作"横"）弧字义为弓。《周礼·冥氏》："掌设弧张。"贾疏："弧，弓也。"《说文·弓部》："弧，木弓也。"矢字义为箭。《说文·矢部》："矢，弓弩矢也。"

〔12〕□雄雉：《千金》《医心方》均无。《病源》作："射雄鸡。""雄"字前缺 1 字。雉为鸟名，鹑鸡类。《后汉书·郎顗列传》李注引《书大传》："雉者，野鸟。"据《说文·隹部》："雉有十四种。"其中包括卢诸、雉鷂等名称。在西汉初由于汉高后名雉，故汉人为避讳改称雉为野鸡，见《汉书·杜邺传》。又据《汉书·高后本纪》荀悦注："讳雉之字，野鸡。"颜师古注："吕后名雉，故臣下讳雉也。"本帛书中"雉"字未避讳，也可作为其抄录年代应在汉高后（公元前 187—前 180 年）以前的证据。

〔13〕乘牡马：《千金》《医心方》无。《病源》作："乘肥马于田野。"

〔14〕觀牡虎：《千金》《医心方》无。《病源》作："观虎豹及走犬。"

〔15〕慾生女：生，原作"产"。《医心方》无。《病源》作："其欲得女者。"《千金》"女"后有"者"字。

〔16〕佩簪珥：《千金》《医心方》无。《病源》作："则著簪珂环珮。"簪，原作"蠶"。簪与蠶上古音均侵部韵。簪为精母，蠶为从母。故蠶假为簪。珥，原作耳。珥与耳上古音均日母，之部韵，同音通假。佩字义为佩带，古人用以结于衣带上的饰物（包括珠、玉、刀、巾等）。《释名·释衣服》："佩，倍也。言其非一物有倍二也。有珠，有玉，有容刀，有帨巾，有觿之属也。"簪为妇女戴在头上的饰物。《说文·竹部》："首笄也。"《说文通训定声》："按簪所以持冠。一名叉，俗名为钗。"珥为用珠玉之属做成的耳饰。《一切经音义》卷八引《仓颉篇》："珥，珠在耳也。耳珰垂珠者曰珥。"《汉书·东方朔传》："去簪珥。"颜注："珥珠玉饰耳者也。"

〔17〕紳珠子：《医心方》无。《病源》《千金》均作："弄珠玑。"紳，原作"呻"。紳与呻上古音均书母，真部韵，同音通假。珠，原作"朱"。珠与朱上古音均章母，侯部韵，同音通假。紳字义为约束。《广雅·释诂》："紳，束也。"珠即珍珠。《说文·玉部》："珠，蚌之阴精。"

〔18〕是謂内象成子：谓，原作"胃"。《病源》作："是谓外象而变者也。"《千金》作："是谓外象而内感者也。"《医心方》作："是谓外象而内及故也。""象"字古与"像"通。《说文·人部》："像，象也。"《易经·系辞下传》崔注："象者，形象之象也。"

【译文】

妊娠3个月的时候称为"始脂"。即胎儿开始生长油脂。胎儿的形状已发育到像栝楼一般大小，这个时期的胚胎还没有定型，而是有"见物而化"（即按照孕妇所见到的某些事物而变化）的特点（自"见物而化"以下所说的一些措施，显然都是一些迷信的说法）。因此，在王室贵戚家族里的孕妇不要让身材矮小的人伺候孕妇，不要让孕妇看到猿猴，不要让孕妇吃葱姜和兔羹（用兔肉调制的菜汤）。如果要想生男孩子，就要为孕妇备置弓箭，射雄的野鸡，乘坐雄马，观看雄虎。如果想生女孩子，就要让孕妇头上佩戴簪子和耳环，衣饰上镶嵌珍珠。以上这些措施都叫做"内象成子"。

　　四月而水授之[1]，乃始成血[2]。其食稻、麦[3]、鲜鱼、□□[4]，以清血而明目[5]。

【注释】

〔1〕四月而水授之：授，原作"受"。授与受上古音均禅母，幽部韵，同音通假，下同。《病源》作："四月之时，始受水精。"《千金》同上，但无"之时"2字。《医心方》作："怀身四月，始受水精。"《文子·九守》作："四月而胎。"《淮南子·精神训》作："四月而肌。"《广雅·释亲》作："四月而胞。"《（徐之才）逐月养胎方》又作："四月形体成。"（见《备急千金要方》卷二）水为五行之一。《尚书·洪范》："水曰润下。"授字义为禀赋。《玉篇·手部》："授，付也。"《说文·手部》："授，予也。"

〔2〕乃始成血：《病源》及《千金》均作："以成血脉。"《医心方》"成"作"盛"。

〔3〕其食稻麦：《病源》作："其食宜稻航。"《千金》作："食宜稻粳。"《医心方》作："其食稻粳。"

〔4〕鲜鱼□□："鱼"字下有2字缺文。《病源》作："其羹宜鱼雁。"《千金》及《医心方》同上，但均无"其"字。鲜，原作"器"。鲜字从鱼，羴声。器字从虫，弹声。羴与弹上古音均元部韵，故器假为鲜。鲜即鲜鱼，又称馆鱼。《说文句读》："今所食鲜鱼，其形似蛇，名为蛇鲜。"《说文·鱼部》段注："今人所食之黄鳝也，黄质，黑纹，似蛇。"《名医

别录》："鲜鱼，味甘，大温，无毒。主补中益血，疗沈唇。"

〔5〕以清血而明目：《病源》作："是谓盛荣，以通耳目而行经络，洗浴远避寒暑。"《千金》作："是谓盛血气，以通耳目而行经络。"(《医心方》同，但"血气"作"气血"，"络"后有"也"字)

【译文】

妊娠4个月的时候，孕妇禀赋以五行中的"水"为主(《病源》作"始受水精"，指开始承受水的精气)这时胚胎的发育开始产生血液。供给孕妇的饮食主要是稻米、面食(麦子)、鲜鱼和□□等。这些食品具有清血和明目的效果。

> 五月而火授之[1]，乃始成氣[2]。晏起□沐[3]，厚衣居堂[4]，朝吸天光[5]，避寒殃[6]，其食稻麥，其羹牛羊[7]，和以茱萸[8]，毋食□[9]，以養氣[10]。

【注释】

〔1〕五月而火授之：《病源》与《千金》均作："五月始受火精。"《医心方》作："怀身五月，始受火精。"《文子·九守》《淮南子·精神训》及《广雅·释亲》均作："五月而筋。"《逐月养胎方》又作："五月能动。"(据《备急千金要方》卷二)火为五行之一。《尚书·洪范》："火曰炎上。"

〔2〕乃始成氣：《病源》与《千金》均作："以成其气。"宋本《孙真人千金方》"其"作"暖"字。《医心方》作："以盛血气。"

〔3〕晏起□沐："起"后缺1字。《病源》与《千金》均作"卧必晏起"。《医心方》作"晏起沐浴"。晏字义为晚，迟。《玉篇·日部》："晏，晚也。"

〔4〕厚衣居堂：《病源》作"浣洗衣服，深其屋室，厚其衣裳"(宋本《病源》无"深其"与"衣"字，"室"后有"必"字)。《千金》作："沐浴浣衣，深其居处。"余同上。《医心方》作："浣衣，身居堂必厚其裳。"

堂为古代的宫室，其前部称为堂，后部称为室。《尚书·顾命》："立于西堂。"孔疏："序内半以前曰堂。"

〔5〕朝吸天光：《病源》《千金》与《医心方》均同。朝，即早晨。

《尔雅·释诂》："朝，早也。"天光，指日光。《左传·庄公二十二年》："有山之材，而照之以天光。"《庄子·庚桑楚》："宇泰定者，发乎天光。"郭注："德宇泰然而定，则其所发者天光耳，非人耀。"

〔6〕避寒殃：《病源》《千金》与《医心方》"避"上均有"以"字。避，原作"辟"。避与辟上古音均并母锡部韵，同音通假。殃，原作"央"。殃与央上古音均影母，阳部韵，同音通假。殃字义为灾害。《国语·楚语》："今尔以是殃之。"韦注："殃，病害也。"《广雅·释言》："殃，咎也。"寒殃即疾病外因六淫之一的寒邪。

〔7〕其食稻麥，其羹牛羊：《医心方》同。《病源》及《千金》在"食""羹"之后均有"宜"字。

〔8〕和以茱萸：《病源》《千金》及《医心方》均同。萸，原作"夷"。萸与夷上古音均余母，侯部韵。茱萸有吴茱萸，山茱萸和食茱萸数种。此处则系指食茱萸（又称煎茱萸）而言，亦即《礼记·内则》名为"薮"者。食茱萸在我国南方民间多用作调味品。《本草纲目》："此即樧子也。蜀人呼为艾子。楚人呼为艾子。"又："土人八月采。捣滤取汁，入石灰搅成，名曰艾油，亦曰辣末油。始辛辣蜇口，入食物中。"其原植物为芸香科樗叶花椒的果实。

〔9〕毋食□："食"后缺1字。《病源》《千金》及《医心方》均作："调以五味。"

〔10〕以養氣：《病源》《医心方》均作："是谓养气，以定五脏者也。"《千金》同，但无"也"字。

【译文】

妊娠5个月的时候，孕妇禀赋以五行中的"火"为主。这时胚胎的发育开始出现"气"的活动。孕妇的生活起居方式应当要晚起床，勤沐浴，要穿着厚衣服坐在室内。每日早晨起来呼吸新鲜空气，预防身体受寒邪侵袭。饮食方面要以大米或面为主食，以牛肉或羊肉配合茱萸类的调味品制成菜汤。但不要吃□（原文缺1字，不详），以便达到调养元气的目的。

六月而金授之[1]，乃始成筋[2]。勞□□□[3]，出遊於野[4]，數觀走犬馬[5]，必食□□也[6]，未□□□[7]，是謂變腠□筋[8]，□□□□。

【注释】

〔1〕六月而金授之：《病源》及《千金》均作"六月始受金精"。《医心方》作："怀身六月，始受金精。"《文子·九守》《淮南子·精神训》及《广雅·释亲》均作："六月而骨。"《逐月养胎方》又作："六月筋骨立。"（据《备急千金要方》卷二）。金为五行之一。《尚书·洪范》："金曰从革。"

〔2〕乃始成筋：《病源》及《千金》均作"以成其筋"。《医心方》作："以成筋骨。"

〔3〕劳□□□："劳"字下缺3字。《病源》及《千金》均作："身欲微劳，无得静处。"《医心方》作："劳身无处。"

〔4〕出遊於野：《病源》《千金》及《医心方》均同。"游"字古与"避"互通。其义为出行。《战国策·秦策》："王资臣万金而游。"高注："游，行。"野为郊外。《说文·里部》："野，郊外也。"

〔5〕數觀走犬馬：《病源》及《千金》同，"犬"后又有："及视走马。"《医心方》作："数观走犬，走马。"

〔6〕必食□□也：也，原作"殹"。《病源》及《千金》作："宜食鸷鸟猛兽之肉。"（《医心方》同，但无"之肉"2字）

〔7〕未□□□："未"字下缺3字。《病源》《千金》及《医心方》均无此句。

〔8〕是謂變腠□筋："腠"下缺1字。《病源》作："是谓变腠脊筋。"《千金》"脊"作"纫"字。《医心方》作："是谓变凑（腠）理细筋。"腠，原作"奏"。腠与奏上古音均侯部韵。腠为清母，奏为侯母，故奏假为腠。筋字以下缺文字数不详。《病源》作："以养其爪，以牢其背脊。"《千金》"爪"作"力"，"牢其"作"坚"字。《医心方》作："以养其爪，以坚背脊也。"腠字义为腠理，即皮肤、脏腑间的组织。《素问·阴阳应象大论》："清阳发腠理。"王冰注："腠理谓渗泄之门。"《金匮要略·脏腑经络先后病脉证》："腠者是三焦通会元真之处，为血气所注。理者，是皮肤脏腑之文理也。"

【译文】

妊娠6个月的时候，其禀赋以五行中的"金"为主。这时在胚胎里开始生长筋肉（此处"劳□□□"，有3字缺文，依其后文义，似应补作"劳而无倦"。即孕妇可以适当活动，但不要疲倦）。可以到郊外游玩散心，要经常地看到狗和马。一定要吃□□（此处有2字缺文，未详）。未□□□（此有3字缺文，未详）。这就叫做变腠□筋，□□□□（此处断续缺文，似指变化形成肌肉腠理而言）。

七月而木授之[1]，乃始成骨[2]，居燥處[3]，毋使定止[4]□飲食避寒[5]　口美齒[6]。

【注释】

〔1〕七月而木授之：《病源》及《千金》均作"七月始受木精"。《医心方》作："怀身七月，始受木精。"《文子·九守》《淮南子·精神训》及《广雅·释亲》均作："七月而成。"《逐月养胎方》又作："七月毛发生。"（据《备急千金要方》卷二）。木为五行之一。《尚书·洪范》："木曰曲直。"

〔2〕乃始成骨：《病源》作"以成骨"。《千金》"成"后有"其"字。《医心方》"骨"后有"髓"字。

〔3〕居燥處：《医心方》无。《病源》及《千金》均作"居处必燥"。

〔4〕毋使定止："止"后有缺文字数不详。《病源》及《千金》"毋"作"无"。宋本《病源》"定止"作"身安"。《千金》又有"劳身摇肢"4字（《病源》："身"讹"躬"，"摇"讹"授"）。《病源》及《千金》又有"动作屈伸"4字（《千金》更有"以运血气"4字）。《医心方》作："劳躬摇积（肢），无使身安。"定字义为安定，固定。《说文·广部》："定，安也。"止字义为处所。《诗经·商颂》："惟民所止。"《毛传》："止，居也。"

〔5〕飲食避寒：《病源》《千金》及《医心方》均同。避，原作"辟"。避与辟上古音均锡部韵，避为并母，辟为帮母，故辟假为避。

寒字后有缺文，字数不详。《病源》作："常宜食稻航，以密腠理。"《千金》同上，但无"宜"字。《医心方》作："必食稻粳，肌肉以密腠理。"

〔6〕□美齒：《病源》作"是谓养骨牢齿者也"。《千金》"牢齿者也"作"而坚齿"。《医心方》作："坚齿也。"按：美齿之义与坚齿同。

【译文】

妊娠 7 个月的时候，孕妇禀赋以五行中的"木"为主。这时在胚胎里开始生长骨骼。要让孕妇住在干燥的屋子里，不要总是固定在一个地方（此处有缺文 12 字，不详）。饮食要禁食生冷（此处有缺文 9 字，不详）……可以让胎儿的牙齿坚固完好。

八月而土授之[1]，乃始成膚革[2] □是謂密腠理[3]。

【注释】

[1] 八月而土授之：《病源》及《千金》均作"八月始受土精"。《医心方》作："怀身八月，始受金精。"《文子·九守》《淮南子·精神训》及《广雅·释亲》均作："八月而动。"《逐月养胎方》又作："八月脏腑具。"（据《备急千金要方》卷二）。土为五行之一。《尚书·洪范》："土爰（曰）稼穑。"

[2] 乃始成膚革：革字以下缺文，字数不详。《病源》《千金》及《医心方》均作："以成肤革，和心静息，无使气极。""革"字义为厚皮。《礼记·礼运》："肤革充盈。"郑注："革即肤内厚皮也。"

[3] 是謂密腠理：《病源》《千金》同，但此后尚有"而光泽颜色"5 字（《医心方》"色"后有"也"字）。密字义为致密。《国语·晋语》："加密石焉。"韦注："密，密理。"

【译文】

妊娠 8 个月的时候，孕妇禀赋以五行中的"土"为主。这时在胚胎里开始生长皮肤……（此处有缺文 8 字，不详）这叫做"密腠理"（密腠理 3 字义即让皮肤肌肉的组织开始生长致密完善）。

九月而石授之[1]，乃始成毫毛[2] □伺之[3]。

【注释】

[1] 九月而石授之：《病源》及《千金》均作"九月始受石精"。《医心方》作："怀身九月，始受石精。"《文子·九守》《淮南子·精神训》及《广雅·释亲》均作："九月而躁。"《逐月养胎方》又作："九月谷气入胃。"（据《备急千金要方》卷二）"石"字泛指金属以外的矿物质。杨泉《物理论》："土精为石。石，气之核也。气之生石，犹人筋络

之生爪牙也。"《说文·石部》:"石,山石也。"

〔2〕乃始成毫毛:《病源》《千金》及《医心方》均作"以成皮毛"。毫,原作"豪"。毫与豪上古音均匣母,宵部韵,同音通假。毫即长毛。《素问·刺要论》:"病有在毫毛腠理者。"王注:"毛之长者曰毫。"《文选·西京赋》李注引《声类》:"毫,长毛也。""毛"以下缺文,字数不详。《病源》《千金》及《医心方》均作:"六府百节,莫不毕备,饮醴食甘。"

〔3〕□伺之:"伺"以上缺文字数不详。《病源》《千金》及《医心方》均作:"绶带自持而待之。"伺,原作"司"。伺与司上古音均心母,之部韵,同音通假。伺字义为等候,等待。《一切经音义》卷六引《字林》:"伺,候也。""之"字以下《病源》又有"是谓养毛发,多才力"数字(《千金》同,"致"作"多"字。《医心方》"力"后有"也"字)。

【译文】

妊娠9个月的时候,妊妇禀赋以五行以外的物质"石"(矿物类物质)为主。这时在胚胎里开始生长毛发……此处缺文约30字,内容不详。唯据《病源》一书则作:"(妊娠九月,始受石精,以成皮毛)六府百节,莫不具备,饮食自甘,绶带自持而待之。是谓养毛发,多才力。"据此,帛书尚存"司(伺)之"2字,其义同"待之"。

十月氣陳□□,以爲[1] □。

【注释】

〔1〕十月氣陳□□,以爲:"为"字下原缺,字数不详。《病源》作:"十月五脏俱备,本府齐通,纳天地之气于丹田,故使关节人神咸备,然可预防滑胎方法也。"(《千金》自"神"字以上全同《病源》。"咸备"作"皆备"。又有"但俟时而生"5字)。《医心方》作:"怀身十月,俱已成子也。时顺天生,吸地之气,得天之灵,而临生时乃能啼,声遂天气,是始生也。"《逐月养胎方》又作:"十月诸神备,日满即生矣。"(据《备急千金要方》卷二)

【译文】

妊娠10个月的时候……(帛书此处只有"十月气陈□□以为……"诸字。缺文太多,文义不详)

【现代启示】

胎儿发育是一个令人惊叹的过程，从一个小小的受精卵，经过九个月的成长，最终变成一个完全成熟的婴儿。这个过程充满了神秘和奇迹，《胎产书》对胎儿的发育进行了详尽的描述，对当代胎儿生长发育过程中注意事项及胎教也具有很高的指导意义。

（一）孕早期：奠定基础

孕早期是胎儿发育的关键时期，大约从妊娠第 1 周到第 12 周。在这个阶段，受精卵会着床并开始分裂，形成胚胎。胚胎逐渐发育出头部、躯干、四肢等基本结构，同时各个器官也开始逐渐形成。此时，孕妇需要特别注意营养摄入，保证胚胎的正常发育。

（二）孕中期：快速生长

孕中期大约从妊娠第 13 周到第 27 周。在这个阶段，胎儿的生长速度迅速加快，各个器官逐渐完善，骨骼也开始变硬。同时，胎儿的五官和皮肤也逐渐清晰和光滑。此时，孕妇需要补充足够的钙质和蛋白质，以满足胎儿的生长需求。这一时期也可以适当地进行早期胎教。

（三）孕晚期：成熟与准备

孕晚期大约从妊娠第 28 周到分娩。在这个阶段，胎儿已经基本成熟，体重和体积都在不断增加。同时，胎儿的肺部也开始发育，为出生后的呼吸做好准备。孕妇在这个阶段需要保持充足的休息，为分娩做好准备。

（四）分娩：迎接新生命的到来

当胎儿发育到足够成熟时，孕妇会迎来分娩的时刻。分娩过程中，胎儿会通过产道逐渐娩出，完成从母体到外界的转变。这个过程虽然充满了挑战，但当新生命降临时，所有的付出都将变得值得。

胎儿发育是一个神奇而美妙的过程，需要孕妇的精心呵护和关爱。通过了解胎儿发育的过程，我们可以更好地照顾自己和宝宝，迎接新生命的到来。

第三节 《胎产书》孕期保健相关原文注释与现代启示

懷子者，為烹[1] 白牡狗首[2]，令獨食之。其子美皙[3]，又易出。慾令子劲^[4]者，□時食母馬肉。

【注释】

〔1〕烹：原作"享"。烹与享上古音均阳部韵。烹为滂母，享为晓母。故享假为烹。一说，享乃亨字之形讹，亨为烹字古异写。《经籍篡诂》卷二十三："烹，本作享。"

〔2〕白牡狗首：《养生方》作"牡蠣首"，即蠣蛄。《神农本草经》："主产难。"

〔3〕晢：洁白，明朗，明亮。《说文·白部》："晢，人色白也。"《汉书·霍光传》："白晢疏眉目。"颜注："晢，洁白也。"

〔4〕劲：强健，勇敢。《素问·腹中论》："其气急疾坚劲。"王注："劲，刚也。"《荀子·非相》："筋力越劲。"杨注："劲，勇也。"《说文·力部》："劲，强也。"

【译文】

身怀有孕的妇女可以给她煮白蠣蛄吃，只吃这一种药，不仅可以让出生的孩子容颜美好，还有分娩时容易生产的效用。如果要想让出生的孩子强健有力，可以在分娩前让产妇吃母马肉。

一曰：遗溺^[1]半昇，□□，坚^[2]而少汁^[3]。

【注释】

〔1〕溺：原作"弱"。溺与弱上古音均日母，药部韵，同音通假。溺即人尿。《日华子诸家本草》："（人尿主）难产，胎衣不下。"

〔2〕坚：坚固，刚强。《尔雅·释诂》："坚，固也。"《吕氏春秋·审分》："坚穷廉直。"高注："坚，刚也。"《广雅·释诂二》："坚，强也。"

〔3〕汁：指胎盘中的残存血水。

【译文】

一方：人尿半升（此处有缺文2字，是否指令孕妇服用之义，未详），可以使胎儿坚实，出生后的胎盘里少液汁。

【现代启示】

妊娠期是女性人生中非常重要的一个阶段，调养身体对妈妈与宝宝的健康都有着至关重要的作用。

在孕期，孕妇的饮食应以营养丰富、均衡为主，多吃蔬菜、水果、全谷类食物和优质蛋白质，如鱼、肉、蛋、奶等。同时，要避免过度饮酒、咖啡因等刺激性物质，以免对胎儿造成影响。孕妇还应该定期补充铁、钙、叶酸等营养素，以满足胎儿生长发育的需要。

运动方面，孕妇可以选择适合自己的低强度运动，如散步、孕妇瑜伽、游泳等。这些运动不仅有助于孕妇增强体质，提高免疫力，还可以缓解孕期不适，如背痛、腿肿等。但是，孕妇在进行运动时一定要注意安全，避免剧烈运动和过度劳累。

在休息方面，孕妇需要保证每日有足够的睡眠时间，避免熬夜和过度劳累。同时，孕妇在白天也可以适当休息，如午休等，以缓解疲劳。充足的睡眠和休息有助于孕妇身体的恢复和胎儿的健康发育。

情绪调节方面，孕妇要保持愉悦、放松的心态。可以通过与亲朋好友交流、听音乐、阅读等方式来调节情绪，缓解孕期的压力和焦虑。良好的情绪状态对母婴健康都有着很大的帮助。

最后，孕妇在孕期还要定期产检，及时发现并处理孕期并发症。产检可以帮助孕妇了解自己和宝宝的健康状况，及时发现潜在问题并采取相应措施，确保母婴安全。

第四节　《胎产书》产后保健相关原文注释与现代启示

凡治字[1] 者，以清水瀚胞[2] □。

【注释】

〔1〕治字：治有作、为之义。《淮南子·原道训》："治在道不在圣。"高注："治，为也。"《淮南子·主术》："能多者无不治也。"高注："治，所也。""字"字义为生育。《广雅·释诂一下》："字，生也。"《广雅·释言》："字，乳也。"《广雅疏证·释诂一》："《说文·序》云：'形声相益谓之字。字者，言孳乳而浸多也。'亦生之义也。"又："《（周易）屯·六二》：'女子贞，不字。十年乃字。'虞翻训'字'为'妊娠'。后人多不用其说……然则'不生'谓之'不字'，必'不孕'而后'不生'。故'不字'亦兼'不孕'言之。"故"治字"一词即临产之义。

〔2〕清水瀚胞：瀚，原作"翰"。形讹。瀚字义为洗涤。

【译文】

在临产时一般处理方法是：用洁净的水洗净胎盘（以下缺文不详）。

一曰：必熟[1] 灑瀚[2] 胞[3]，又以酒瀚[4] □小□以瓦瓯[5]，毋令蟲蟻[6] 能入，而乙毋見日所[7]，使嬰兒毋疧[8]，曼理[9]，壽□。

【注释】

〔1〕熟：原作"孰"。熟与孰上古音均禅母，觉部韵，同音通假。熟字义为充分。

〔2〕灑瀚：洗涤。《汉书·石奋传》："身自瀚洒。"《说文·水部》："瀚，渭衣垢也。"又："洒，涤也。"

〔3〕胞：原作"包"。胞与包上古音均帮母，幽部韵，同音通假。

〔4〕又以酒瀚：又，原作"有"，通假，下同。酒字，《马王堆汉墓帛书》（四）集释文误排作"洒"，今据图版改正。瀚，原作"翰"，形讹。

〔5〕瓦瓯：陶土制成的小盆。《说文·瓦部》："瓯，小盆也。"《字林》："瓯，瓦盂也。"

〔6〕蟻：原作"蛾"。蚁与蛾上古音均疑母，歌部韵，同音通假。蚁即蚂蚁。

〔7〕日所：日光照射处。

〔8〕疧：疧字原义为头疡。《说文·疒部》："疧，头疡也。"但在此处则有"病"字之义。

〔9〕曼理：此处指肌肤柔腻。张衡《七辨》："于是红华曼理，遗芳酷烈。"

【译文】

一方：（临产时）必须要充分地（用水）洗净胎盘，或用酒洗净胎胞（以下有间断缺文。从现存个别字句来看，其大意似为：将清洗过的胎盘放置瓦罐中，加盖密封，不要让虫子和蚂蚁进入。放在背阴处，不要见到阳光。此法可使婴儿不生疮疡，肤色润泽长寿）。

一曰：埋[1] 胞席下，不疧瘊[2]，内中□□□□以建日[3] 飲。

【注释】

〔1〕埋：原作"狸"。埋与狸上古音均之部韵。埋为明母，狸为来母，故狸假为埋。

〔2〕瘙：原作"骚"。瘙字从广，蚤声。蚤与骚上古音均幽部韵。故骚假为瘙。

〔3〕建日：古人称北斗星斗柄所指方位称为建，斗柄旋转所指的十二辰，称为十二建。如农历正月叫建寅，二月叫建卯等。月份有大小，则称大建，小建。

建日是按照北斗星在十二月里的不同位置而确定的。《淮南子·天文训》以正月斗建寅，即以寅日为建，如二月则卯为建，三月则辰为建……以此类推。

【译文】

一方：把胎胞埋在卧室床席的下方，可以让婴儿不生疮疖和皮肤病（此处有间断缺文，义即把□□放在里面）。

字者，且垂[1] 字，先取市[2] 土濡[3] 清[4] 者，□之，方三四尺，高三四寸。子既産，置土上，勿庸[5] □，令嬰兒口上，其身盡得土。乃浴之，為勁有力。

【注释】

〔1〕垂：接近。《后汉书·韦彪列传》："今岁垂尽。""垂字"即临产。

〔2〕市：商业集中的城镇。《周易·系辞下》："日中为市，致天下之民，聚天下之货，交易而退，各得其所。"

〔3〕濡：润泽，湿润。《礼记·祭义》："春雨露既濡。"《素问·五常政大论》："其发濡滞。"王注："濡，湿也。"

〔4〕清：原作"请（請）"。清与请上古音均清母，耕部韵，同音通假。清字义为清洁，干净。《孟子·离娄上》："沧浪之水清兮，可以濯我缨。"

〔5〕庸：《说文·用部》："庸，用也。"《说文通训定声》："庸，经传

皆借为用字。"

【译文】

产妇将要临产时，预先取用城镇上湿润清洁的泥土，堆积成面积3—4尺见方，高3—4寸的土堆。在婴儿临盆以后，就将其放在土堆上，用□（此处缺1字，不详），让新生儿身上沾满泥土，然后再给他洗浴干净。这样可以让他强健有力气。

> 字者已，即燔[1] 其蓐[2]，置[3] 水中，□□婴儿，不疕瘙。及其婴儿所已浴者水半杯飲母，母亦毋餘病。

【注释】

〔1〕燔：焚烧。《经典释文》卷二十九《尔雅音义·释天》："燔，犹焚也。"

〔2〕蓐：《春秋公羊传·桓公十六年》"属负兹兹者，蓐席也"。《一切经音义》卷三引《声类》："蓐，荐也。"又通褥（见《释名·释床帐》）。

〔3〕置：放置，放入。《史记·吴王濞列传》："无有所置。"正义："置，放释也。"《汉书·常惠传》颜注："置，犹放也。"

【译文】

产妇在生出新生儿后，要把她用过的床蓐用火烧掉，把灰放在水里（此处原缺2字，据以下文义，似是"以浴"2字）来洗浴婴儿。此法可以让婴儿不生疮疖和皮肤病。如果拿半杯洗浴婴儿所用过的水让母亲喝，母亲也可以不生其他的病症。

【现代启示】

随着宝宝的降生，新妈妈们的身心都经历了一场巨大的变化。为了让新妈妈们更好地恢复健康，产后保健显得尤为重要，从《胎产书》的记录来看，合理的产后调养对新生儿的成长也至关重要。

（一）合理饮食，营养均衡

产后新妈妈的饮食应以高热量、高蛋白、低脂肪、易消化的食物为主。多吃富含铁、钙、维生素等营养成分的食物，如瘦肉、蛋类、豆类、新鲜蔬菜和水果等。同时，要避免辛辣、生冷、油腻的食物，以免影响身体的恢复。同时均衡的饮食一方面经由母乳可为新生儿提供必要的营养，另一方面也可以避免新生儿罹患疾病。

（二）适当运动，促进恢复

产后适当的运动可以帮助新妈妈们恢复体力，提高身体素质。在生产后的第一天，新妈妈们可以在床上进行简单的四肢运动；随着身体的逐渐恢复，可以逐渐增加运动量，如散步、瑜伽、产后恢复操等。但需要注意的是，运动过程中要避免过度劳累，以免对身体造成损伤。

（三）心理调适，保持愉悦

产后新妈妈们容易因为各种原因产生焦虑、抑郁等情绪。为了保持心情愉悦，新妈妈们可以尝试进行心理调适，如与亲朋好友交流、听音乐、阅读等。同时，家人也要给予新妈妈们足够的关心和支持，帮助她们度过这一特殊时期。

（四）定期检查，确保健康

产后新妈妈们需要定期进行妇科检查，以确保身体的健康状况。医生会根据新妈妈们的恢复情况，给出相应的建议和指导。新妈妈们要积极配合医生的检查，及时发现并处理问题。

总之，产后保健对于新妈妈们的身体恢复和心理健康至关重要。通过合理饮食、适当运动、心理调适和定期检查等多方面的努力，新妈妈们可以更好地度过产褥期，迎接美好的新生活。同时，家人和社会也要给予新妈妈们足够的关心和支持，让她们感受到温暖和关爱。

第一篇 学术传承

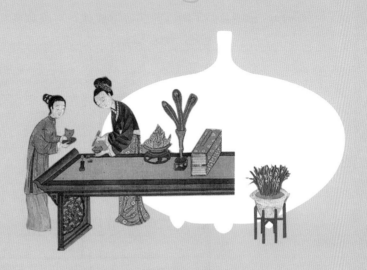

第四章　《胎产书》学术传承与应用

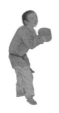

第一节　《诸病源候论》对《胎产书》学术传承与应用

一、《诸病源候论》简介及其在胎产方面的成就

（一）《诸病源候论》简介

《诸病源候论》，又名《诸病源候总论》《巢氏病源》，是我国现存的第一部论述病因和证候学专书，由隋代著名医学家巢元方主持编纂（图4-1）。该书总结了隋以前的医学成就，对临床各科病症进行了搜求、征

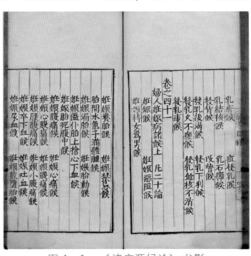

图4-1　《诸病源候论》书影

集、编纂，并予系统的分类。全书共 50 卷，分 67 门，1 739 论，叙述了各种疾病的病因、病理、证候等。诸证之末多附导引法，但不记载治疗方药。《诸病源候论》内容丰富，涵盖了内科、外科、妇科、儿科、五官科等各个领域，对一些传染病、寄生虫病、外科手术等方面，有不少精辟论述。该书总结了中国隋代以前医学成就，尤其集中对各种疾病的病源与病候进行了深入探讨，内容丰富，是我国古代一部具有很高学术价值的医学著作。该书在病因、病理、诊断和治疗等方面提出了许多有价值的观点和方法，为后世医学家提供了宝贵的学术资源，对于其教育与学术交流产生了深远的影响。

病源与证候是中医辨证处方的重要依据之一，除此之外，《诸病源候论》还是一部记载了当时医学发展水平的重要著作，从该书所载的对于病因的认识方面的内容看，当时的医学对于疾病的认识已经达到了全面周到、分析透彻的程度。也许是受到了文化导向的影响，医学史上，多数医家更加重视对于理、法、方、药等方面的研究和著述，这方面的专著非常少。而《诸病源候论》内容的全面和周到恰恰弥补了这一空缺，直到今天，它仍称得上是一部完备的好书。

(二)《诸病源候论》在胎产方面的成就

隋代以巢元方为首所著的《诸病源候论》共五十卷，其中卷三十七—四十四是专论妇科疾病的，包括经、带、胎、产证候 283 种，有月水不利、月水不断、月水来腹痛、月水不通、崩中漏下、带下，以及阴肿、阴痛、阴疮、阴挺下脱等。其中四十一、四十二两卷对妇人妊娠诸病进行了论述。对胎产疾病的原因、病机和治疗方法等方面进行了深入探讨。书中有妇人病八卷，其中前四卷论妇科病，包括月经、带下、前阴、乳房诸病，凡月水不调候五论，带下候九论，漏下候七论，崩中候五论，全部以损伤冲任立论，这对今天妇产科病机阐述仍有重要指导作用；后四卷论产科病，按照妊娠、将产、难产及产后分类，逐项讨论了病因、病机及临床所见，内容颇为丰富，对《胎产书》的学术传承与应用表现得尤为明显。这些成就为后世医学家在胎产疾病领域的研究和实践提供了宝贵的学术资源。

另有一点值得注意的是，《诸病源候论》不只在胎产方面颇为重视，还对妇女经带疾病有着前人不曾有的关注。妇产科书籍的编排体例，宋代以前都是先胎继产而后经带。汉代的《金匮要略》是如此，晋代的《脉经》亦然，唐代的《备急千金要方》《千金翼方》《外台秘要》也无例外。而唯独《诸病源候论》妇产科部分是按经、带、胎、产的序列编排的，估计这种编排的变更并非出于精心设计，因此也无法体现这种变更的用意，自然也不会对唐代产生过直接的影响。

考究这种先胎产后经带编排序列的形成，其原因有二：一是"不孝有三，无后为大"，言嗣续之至重；二是"妇人免乳大故，十死一生"，言分娩之艰危。长期对胎产的偏重，形成了胎产与经带内容多寡的悬殊对比与畸形发展。其结果出现了大量胎产方面的专书，而对经带疾病的研究，则长期处于缓慢的进展状况。当人们意识到经带疾病是妇产科的多发病、常见病，并且观察到它们并非孤立的疾病，而与孕育有直接关联的时候，经带疾病才因此受到医家们的注目。

二、《诸病源候论》对《胎产书》的继承与发挥

马王堆帛书《胎产书》比较详细地描述了胎儿在母体中的发育变化和产妇的调摄，而隋代十分重视"外象而变"的胎教方法。在《诸病源候论·妊娠候》中，就主张运用逐月养胎的理论。《诸病源候论》就对于"逐月养胎法"的记载，与北齐医家徐之才提出的理论一脉相承，而如今已经考证其内容大多出自《胎产书》。在其启发下，《诸病源候论》叙述了胎儿生长和孕妇饮食起居方面的注意事项，其中一部分尚论及胎教。其内容总结了当时的医学理论和学术思想，并在穴位、脉象等方面进行了增添。现就《病源》在"逐月养胎法"内容对《胎产书》的继承与发挥选取数则。

【原文对照】

《胎产书》原文二　一月名曰流形。食飲必精，酸羹必熟，毋食辛腥，是謂哉貞。

《诸病源候论》卷四十一《妊娠候》　妊娠一月，名曰始形，饮食精熟，酸美受御，宜食大麦，无食腥辛之物，是

谓才贞。足厥阴养之。足厥阴者，肝之脉也。肝主血，一月之时，血流涩，如不出，故足厥阴养之。足厥阴穴，在足大指歧间白肉际是。

【原文对照】

《胎产书》原文三　二月始膏，毋食辛臊，居處必静，男子勿勢，百節皆病，是謂始藏。

《诸病源候论》卷四十一《妊娠候》　妊娠二月，名曰始膏。无食腥辛之物，居必静处，男子勿劳，百节皆痛，是谓始藏也，足少阳养之。足少阳者，胆之脉也，主于精。二月之时，儿精成于胞里，故足少阳养之。足少阳穴，在足小指间本节后附骨上一寸陷中者是。

【原文对照】

《胎产书》原文四　三月始脂。果隋肖效。當是之時，未有定儀，見物而化。是故君公大人，毋使侏儒，不觀沐猴，不食葱姜，不食兔羹。□慾生男，置弧矢，□雄雉，乘牡馬，觀牡虎。欲生女，佩簪珥，紳珠子，是謂内象成子。

《诸病源候论》卷四十一《妊娠候》　妊娠三月，名始胎。当此之时，血不流，形象始化，未有定仪。见物而变，欲令见贵盛公主，好人端正庄严，不欲令见伛偻侏儒，丑恶形人，及猿猴之类。无食姜兔，无怀刀绳。欲得男者，操弓矢，射雄鸡，乘肥马于田野，观虎豹及走犬。其欲得女者，则著簪珂环佩，弄珠玑。欲令子美好端正者，数视白璧美玉，看孔雀，食鲤鱼。欲令儿多智有力，则啖牛心，食大麦。欲令子贤良盛德，则端心正坐，清虚和一，坐无邪席，立无偏倚，行无邪径，目无邪视，耳无邪听，口无邪言，心无邪念，无妄喜怒，无得思虑，食无邪脔，无邪卧，无横

三五

足。思欲果瓜，啖味酸菹，好芬芳，恶见秽臭，是谓外象而变者也。手心主养之。手心主者，脉中精神，内属于心，能混神，故手心主养子。手心主穴，在掌后横文是。

【原文对照】

《胎产书》原文五　四月而水授之，乃始成血。其食稻、䵂、解鱼、□□，以清血而明目。

《诸病源候论》卷四十一《妊娠候》　妊娠四月，始受水精，以成血脉。其食宜稻秔，其羹宜鱼雁，是谓盛荣，以通耳目，而行经络。洗浴远避寒暑，是手少阳养之。手少阳者，三焦之脉也，内属于腑。四月之时，儿六腑顺成，故手少阳养之。手少阳穴，在手小指间本节后二寸是也。

【原文对照】

《胎产书》原文六　五月而火授之，乃始成氣。晏起□沐，厚衣居堂，朝吸天光，避寒殃，其食稻、麥，其羹牛、羊，和以茱萸，毋食□，以養氣。

《诸病源候论》卷四十一《妊娠候》　妊娠五月，始受火精，以成其气。卧必晏起，洗浣衣服，深其屋室，厚其衣裳，朝吸天光，以避寒殃。其食宜稻麦，其羹宜牛羊，和以茱萸，调以五味，是谓养气，以定五脏者也。一本云：宜食鱼鳖。足太阴养之。足太阴脾之脉，主四季。五月之时，儿四支皆成，故足太阴养之。足太阴穴，在足内踝上三寸是也。

【原文对照】

《胎产书》原文七　六月而金授之，乃始成筋。势□□□，出游於野，敷觀走犬馬，必食□□也，未□□□，是謂變腠□筋，□□□□。

《诸病源候论》卷四十一《妊娠候》　妊娠六月，始受金精，以成其筋。身欲微劳，无得静处。出游于野，数观走犬，及视走马，宜食鸷鸟猛兽之肉，是谓变腠贄筋，以养其爪，以牢其背膂，足阳明养之。足阳明者，胃之脉，主其口目。六月之时，儿口目皆成，故足阳明养之。足阳明穴，在太冲上二寸是也。

【原文对照】

《胎产书》原文八　七月而木授之，乃始成骨，居燥處，毋使定止……饮食避寒……美齒。

《诸病源候论》卷四十一《妊娠候》　妊娠七月，始受木精，以成其骨。劳躬摇支，无使定止，动作屈伸，以运血气，居处必燥，饮食避寒，常宜食稻秔，以密腠理，是谓养骨牢齿者也。手太阴养之。手太阴者，肺脉，主皮毛。七月之时，儿皮毛已成，故手太阴养之。手太阴穴，在手大指本节后，白肉际陷中是。

【原文对照】

《胎产书》原文九　八月而土授之，乃始成膚革……是謂密腠理。

《诸病源候论》卷四十一《妊娠候》　妊娠八月，始受土精，以成肤革。和心静息，无使气极，是谓密腠理而光泽颜色。手阳明养之。手阳明者，大肠脉，大肠主九窍。八月之时，儿九窍皆成，故手阳明养之。手阳明穴，在大指本节后宛宛中是。

【原文对照】

《胎产书》原文十　九月而石授之，乃始成毫毛……伺之。

《诸病源候论》卷四十一《妊娠候》　妊娠九月，始受石精，以成皮毛，六腑百节，莫不毕备。饮醴食甘，缓带自持而待之，是谓养毛发，多才力。足少阴养之。足少阴者，肾之脉，肾主续缕。九月之时，儿脉续缕皆成，故足少阴养之。足少阴穴，在足内踝后微近下前动脉是也。

【原文对照】

《胎产书》原文十一　十月氣陳□□，以焉……

《诸病源候论》卷四十一《妊娠候》　妊娠十月，五脏俱备，六腑齐通，纳天地气于丹田，故使关节人神咸备，然可预修滑胎方法也。

三、《诸病源候论》对《胎产书》的学术传承与应用

在传统医学的发展过程中，传承与创新是历久弥新的精神内核，发展需要以传承为先，没有传承就没有发展，这种内核体现在历代医学的传承当中。在《胎产书》的启发下，巢元方等结合当时的医学思想理论以及学术成就，进一步补充了《胎产书》所涉胎产病症的病因病机等诸多内容。

除对《胎产书》中十月养胎法的引用发挥外（见本章第二节），《诸病源候论》还受《胎产书》的启发，进一步丰富发展了胎产疾病相关的理论。在《诸病源候论》卷四十一、四十二中，集中总结了大量前人记载的妊娠脉象；恶阻、子肿、子烦、子痫、惊胎等妊娠期常见病；另有伤寒、温病、时气等妊娠期时病；吐血、尿血、咳嗽、胸痹、心痛腹满等妊娠期杂病。还论述了先兆流产的各种见症，如胎漏、胎动、下血、腹痛、腰痛、腰腹痛、小腹痛等；并论及数堕胎候、堕胎后诸病；胎儿发育异常及死胎等多胎产病症。此外，尚有妊娠欲去胎一候，这是人工流产的最早记载。全篇内容丰富，切合临床，都是妊娠期的常见病，多发病，而且具有很多实践经验。

从妇产科的整个发展历史来看，隋代妇产科学的特点与重大成就，集中表现在对妇产科疾病病因病机的研究和阐发方面。在初步认识妇女的生理与掌握一些妇产科疾病的治法方药的基础上，提出妇产科疾病的病因与病机，这将对以前的妇产科学产生重大的修正与充实作用，并使之成为一

门比较完整的学科。可以说，隋代妇产科病因病机学的出现，标志着妇产科的发展渐趋成熟。而《诸病源候论》就对妇产科病因病机方面的内容有着集中反映。作为我国最早讨论病因病机、证候的专书，《诸病源候论》从第三十七卷开始至四十四卷，以 8 卷的篇幅，讨论了妇产科的内容。其中，妇女经带杂病 4 卷、141 论；妊娠病 2 卷、61 论；产后病 2 卷、81 论，共计 283 论。从我国现存的资料看，这是第一次将经、带等内容安排于胎、产之前的一种编排方法。虽然这种编排体例究竟属于偶然或是有意识的，现在已很难推断，但它对于以后妇产科经、带、胎、产体例的确立，产生深远影响。

受《胎产书》之影响，《诸病源候论》对妇人妊娠诸病的病因病机及临床表现进行了详细论述，尤其强调了许多妊娠常见病与体质之间的重要关系。如"恶阻病者……此由妇人元本虚羸，血气不足，肾气又弱，兼当风饮冷太过，心下有痰水挟之，而有娠也"（卷四十一《妇人妊娠病诸候上·妊娠恶阻候》）。此外，《诸病源候论》还论述了胎漏和产后带下病的病因病机，指出妊娠漏胞"此由冲脉、任脉虚，不能约制太阳、少阴之经血故也。冲任之脉，为经脉之海，皆起于胞内……有娠之人，经水所以断者，壅之以养胎，而蓄之为乳汁。冲任气虚，则胞内泄漏，不能制其经血，故月水时下，名胞阻。漏血尽，则人毙也"（卷四十一《妇人妊娠病诸候上·妊娠漏胞候》）。产后带下之病"由任脉虚损。任脉为经络之海。产后血气劳损未平复，为风冷所乘，伤于任脉，冷热相交，冷多则白多，热多则赤多也，相兼为带下也"（卷四十四《妇人产后病诸候下·产后带下候》）。

在出土的《胎产书》古帛书中，其文字的后部即自第十四行至第三十四行为集录的医方，现存共 21 方，其内容主要是安胎保产，求子诸方。如《胎产书》原文十七："怀子者，焉烹白牡狗首，令独食之。其子美皙，又易出。欲令子劲者，□时食母马肉。"讲述了可以给身怀有孕的妇女煮白蝼蛄吃，只吃这一种药，不仅可以让出生的孩子容颜美好，并且还有在分娩时容易生产的效用。如果要想让出生的孩子强健有力，可以在分娩前让产妇吃母马肉。虽其内容现在看来已经不科学，但仍可见早在此时期便已有了养胎与胎教的意识，并在之后影响着《诸病源候论》等诸多医学专著。

除此之外,《诸病源候论》后四卷为妊娠病、将产、难产、产后病等,均有较详细论述。如产难候中说:"产难者,或因漏胎去血,脏躁或子脏宿夹疹病,或触禁忌,或始觉腹痛,产时未到,便即惊动,秽露早下致子道干涩,产妇力疲,皆令难产也。"此言颇为合理。此外,对恶阻、难产及恶露不尽,都进行了较详细叙述,书中明确了妊娠期为 10 个农历月,并提出了人工流产法,进一步丰富了妇科学的内容。

另外,《诸病源候论》中亦记载有督脉病、脉病,认为风痹、腰痛属督脉病候,虚劳不得眠属脉病候,须发秃落属冲任病候。

后世发挥了《诸病源候论》关于冲任的理论,将冲脉病变分为虚寒、血热、冲逆、血瘀数种进行临床辨证,常见证候有冲气郁逆证、寒凝冲脉证、热伏冲脉证、痰湿阻冲证、冲脉瘀阻证、湿热注冲证、冲脉不固证、冲脉虚弱证等,治疗以安冲降逆、调和气血为主,以通补为法临床辨证。将任脉病变分为虚实两类,常见证候有热伏任脉证、寒凝任脉证、任脉瘀阻证、痰湿阻任证、湿热注任证、任脉不固证、任脉虚弱证等,治疗重在固护阴气,分清寒热虚实,虚则滋补阴精以固任,实则祛邪救阴以安任。

根据目前的资料,《诸病源候论》是最早文字记载产妇分娩体位的书。巢元方说:"妇人产有坐有卧,若坐产者,须正坐,傍人扶抱肋腰,持捉之勿使倾斜,故儿得顺其理。卧产者,亦待卧定,背平著席,体不伛曲,儿身转动勿遽强,气暴冲击,则令儿趋后孔,或横或逆。"从这些论述中可以明白当时妇女分娩采用的姿势有坐式分娩与卧式分娩两种。在我国,究竟哪一种分娩体位为主导,以及产生较早,现在还没有文字上的证据,但不恰当的分娩体位是引起难产的原因之一,这一点在隋代已十分明确。由此可见,胎产疾病叙述内容之日渐丰富与完备,离不开《胎产书》等古医书学术思想的奠定。

巢元方的《诸病源候论》是隋代医学科学的经验结晶,它所取得的成就具有跨时代的意义,它几乎是一次性完成了妇产科的病因病机学说的架构,成为对以后历代妇产科学最具影响力的书籍之一。

第二节 《千金要方》对《胎产书》学术传承与应用

一、《千金要方》简介及其在胎产方面的成就

（一）《千金要方》简介

《备急千金要方》，简称《千金方》，又名《千金要方》（图4-2），是中国古代中医学经典著作之一。成书于652年，作者孙思邈。另有《千金翼方》作为前者的补充，乃其晚年所作。《备急千金要方》成书于公元652年（唐高宗永徽三年），共30卷。卷一为总论性质，包括习业、精诚、理病、诊候、处方、用药等一般性论述；卷二至卷四为妇科病；卷五为儿科病；卷六为五官科病；卷七至卷二十六为内科病；卷二十七为养生、导引、按摩等；卷28为脉诊；卷二十九至卷三十为明堂、孔穴等针灸疗法。全书共232门，合方论5 300首。本书有述有作，验方经方兼备，是中国第一部理法方药俱全的医学巨著，也是继张仲景《伤寒杂病论》

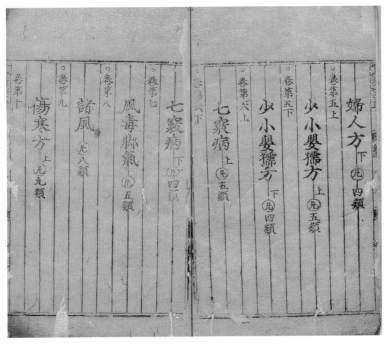

图4-2 《千金要方》书影

后，中国医学的又一次总结，被誉为中国历史上最早的临床医学百科全书。

《千金要方》中所载医论、医方较系统地总结了自《黄帝内经》以后至唐初的医学成就，书中首篇所列的《大医精诚》《大医习业》，是中医学伦理学的基础；其妇、儿科专卷的论述，奠定了宋代妇、儿科独立的基础；其治内科病提倡以"五脏六腑为纲，寒热虚实为目"，并开创了脏腑分类方剂的先河；其中将飞尸鬼疰（类似肺结核病）归入肺脏证治，提出霍乱因饮食而起，以及对附骨疽（骨关节结核）好发部位的描述、消渴（糖尿病）与痈疽关系的记载，均显示了相当高的认识水平；针灸孔穴主治的论述，为针灸治疗提供了准绳，阿是穴的选用、"同身寸"的提倡，对针灸取穴的准确性颇有帮助。因此，《千金要方》素为后世医学家所重视。《千金要方》还流传至国外，产生了一定影响。

（二）《千金要方》在胎产方面的成就

孙思邈极重视妇产科，素以贵人体著称，他更加重视妇人疾患，专设"妇人方" 3 卷，并将其安排在《千金要方》最前，列于各科疾病之首，并倡导成立专科，也说明妇科疾病之多之验。他在《千金翼方》中，同样将妇产科疾病的治疗列于诸疾之先，用 4 卷的篇幅来讨论。在综合性临床医著中这样的编排体例与篇幅，是唐代之前任何一个朝代都不曾有过的，可见已经确立妇产科学的重要性。这是促使妇产科学走向独立分科的动力。孙思邈在《备急千金要方》中对妇女的经、带、胎、产诸疾论之甚详，论述了赤白带下、崩中漏下、求子种子等多方面内容，尤其重视孕妇之卫生，书中还收载有关药方 557 个，灸法 30 余条，填补了《诸病源候论》有论无治的缺陷。此期对妇女月经生理，常见月经病、带下病、妊娠病、早孕反应、临产征象、孕产期保健及接生都有了较为深入的认识；提出的居经、避年、激经、胎教、带下等专用术语，为后世所沿用。

《千金要方》在胎产方面有着重要的成就，它对胎产病因病机的探讨、诊断方法的论述、治疗方法的创新以及预防思想的提出，都为后世胎产医学的发展奠定了基础。作为中国古代医学的经典著作，《千金要方》在胎产方面的成就对现代医学仍然具有重要的启示和借鉴意义。

二、《千金要方》对《胎产书》的引用与发挥

"治未病"作为中医临床实践的理想追求，贯穿于中医发展的理论与实践的历史当中。在临证各科，均发挥着重要且持久的指导作用。孕期作为生命孕育的关键阶段，是人体阴阳运动、正邪关系的敏感时期。注重养生，善于防病于未然的古代医家，十分重视此阶段，妇女孕期的保养也因此成为中医妇科临床实践的重要内容。在《胎产书》前部，即其中自第一行至十三行（相当于本书中的"《胎产书》原文二"至"《胎产书》原文十一"）为"禹问幼频"的养胎论一篇，其内容论述十月胚胎的形成及产母调摄法，其文与六朝、隋、唐时流传的"十月养胎法"大致相同。但其内容更为古朴简要。作为与《五十二病方》一同在湖南长沙马王堆出土的古医书，《胎产书》如今已被有关专家定性为是流传于后世的、著名的"徐之才逐月养胎方"的祖本。

在《备急千金要方》中，孙思邈也描述了胚胎发育的过程，收录了"十月养胎法"的内容，并额外增加了脉养和方剂治疗。现就《千金要方》有关"逐月养胎法"内容对《胎产书》的继承与发挥选取数则。

【原文对照】

《胎产书》原文二　一月名曰流形。食飲必精，酸羹必熟，毋食辛腥，是謂哉贞。

《备急千金要方》第二妇人方上　妊娠一月名始胚，饮食精熟，酸美受御，宜食大麦，无食腥辛，是谓才正。妊娠一月，足厥阴脉养，不可针灸其经。足厥阴内属于肝，肝主筋及血。一月之时，血行否涩，不为力事，寝必安静，无令恐畏。

【原文对照】

《胎产书》原文三　二月始膏，毋食辛臊，居處必静，男子勿势，百節皆病，是謂始藏。

《备急千金要方》第二妇人方上　妊娠二月名始膏，无

食辛臊，居必静处，男子勿劳，百节皆痛，是为胎始结。妊娠二月，足少阳脉养，不可针灸其经。足少阳内属于胆，主精。二月之时，儿精成于胞里，当慎护惊动也。

【原文对照】

　　《胎产书》原文四　三月始脂。果隋肖效。當是之時，未有定儀，見物而化。是故君公大人，毋使侏儒，不觀沐猴，不食蔥姜，不食兔羹。□慾生男，置弧矢，□雄雉，乘牡馬，觀牡虎。欲生女，佩簪珥，紳珠子，是謂內象成子。

　　《备急千金要方》第二妇人方上　妊娠三月名始胎。当此之时，未有定仪，见物而化。欲生男者，操弓矢；欲生女者，弄珠玑；欲子美好，数视璧玉；欲子贤良，端坐清虚；是谓外象而内感者也。妊娠三月，手心主脉养，不可针灸其经。手心主内属于心，无悲哀思虑惊动。

【原文对照】

　　《胎产书》原文五　四月而水授之，乃始成血。其食稻、麥、解魚、□□，以清血而明目。

　　《备急千金要方》第二妇人方上　妊娠四月，始受水精以成血脉。食宜稻粳，羹宜鱼雁，是谓盛血气以通耳目，而行经络。妊娠四月，手少阳脉养，不可针灸其经。手少阳内输三焦，四月之时，儿六腑顺成，当静形体，和心志，节饮食。

【原文对照】

　　《胎产书》原文六　五月而火授之，乃始成氣。晏起□沐，厚衣居堂，朝吸天光，避寒殃，其食稻、麥，其羹牛、羊，和以茱萸，毋食□，以養氣。

　　《备急千金要方》第二妇人方上　妊娠五月，始受火精以成其气，卧必晏起，沐浴浣衣，深其居处，厚其衣裳，朝

四四

吸天光以避寒殃，其食稻麦，其羹牛羊，和以茱萸，调以五味，是谓养气以定五脏。妊娠五月，足太阴脉养，不可针灸其经。足太阴内输于脾。五月之时，儿四肢皆成，无大饥，无甚饱，无食干燥，无自炙热，无劳倦。

【原文对照】

《胎产书》原文七　六月而金授之，乃始成筋。势□□□，出游於野，數觀走犬馬，必食□□也，未□□□，是謂變腠□筋，□□□□。

《备急千金要方》第二妇人方上　妊娠六月，始受金精以成其筋，身欲微劳，无得静处，出游于野，数观走犬，及视走马，食宜鸷鸟猛兽之肉，是谓变腠理韧筋，以养其力，以坚背脊。妊娠六月，足阳明脉养，不可针灸其经。足阳明内属于胃，主其口目。六月之时，儿口目皆成，调五味，食甘美，无大饱。

【原文对照】

《胎产书》原文八　七月而木授之，乃始成骨，居燥處，毋使定止……飲食避寒……美齒。

《备急千金要方》第二妇人方上　妊娠七月，始受木精以成其骨，劳身摇肢，无使定止，动作屈伸，以运血气，居处必燥，饮食避寒，常食稻粳，以密腠理，是谓养骨而坚齿。妊娠七月，手太阴脉养，不可针灸其经。手太阴内属于肺，主皮毛。七月之时，儿皮毛已成，无大言，无号哭，无薄衣，无洗浴，无寒饮。

【原文对照】

《胎产书》原文九　八月而土授之，乃始成膚革……是謂密腠理。

《备急千金要方》第二妇人方上　妊娠八月，始受土精以成肤革，和心静息，无使气极，是谓密腠理而光泽颜色。妊娠八月，手阳明脉养，不可针灸其经。手阳明内属于大肠，主九窍。八月之时，儿九窍皆成，无食燥物，无辄失食，无忍大起。

【原文对照】

《胎产书》原文十　九月而石授之，乃始成毫毛……伺之。

《备急千金要方》第二妇人方上　妊娠九月，始受石精以成皮毛，六腑百节莫不毕备，饮醴食甘，缓带自持而待之，是谓养毛发，致才力。妊娠九月，足少阴脉养，不可针灸其经。足少阴内属于肾，肾主续缕。九月之时，儿脉续缕皆成，无处湿冷，无著炙衣。

【原文对照】

《胎产书》原文十　九月而石授之，乃始成毫毛……伺之。

《备急千金要方》第二妇人方上　妊娠十月，五脏俱备，六腑齐通，纳天地气于丹田，故使关节人神皆备，但俟时而生。

妊娠一月始胚，二月始膏，三月始胞，四月形体成，五月能动，六月筋骨立，七月毛发生，八月脏腑具，九月谷气入胃，十月诸神备，日满即产矣。宜服滑胎药，入月即服。

三、《千金要方》对《胎产书》的学术传承与应用

孙思邈的《千金要方·妇人方》首先论述孕产内容及其病证，对妇产科疾病的认识较唐以前更为进步，明确指出，"妇人之别有方者，以其胎妊生产崩伤之异故也"。孙思邈不仅重视胎产疾病，而且在《胎产书》理论指导下，补充其证治方药的未备，融创新于继承中，为妇人胎产疾病的

理论发展与临床治疗做出了巨大贡献。

孙思邈对妇人受孕养胎的护理做了详细的叙述。孙思邈指出，妊娠妇女应"居处简静"，禁酒及冰浆；对妊娠期妇女的居住环境以及饮食等生活调养提出一定要求。此外，孙思邈还论述了一系列妊娠期疾病的治法。如唐代之前，对妊娠恶阻的临床症状只有比较简单的描述。孙思邈在《备急千金要方》"妊娠恶阻"篇中，作了确切的描述；以及妊娠腰腹疼痛、妊娠热病、水肿等疾病都有了进一步的认识，并取得了一定的治疗成绩。

《千金要方》在胎产方面的另一大传承，就是对产育提出过不少合理的措施。产妇情志的安定，分娩环境的安谧，是保证顺利分娩的必要条件。难产历来是危及母子生命的最大威胁。而在唐代，难产导致产妇死亡甚至母子双亡的发生率仍然很高，也引起了孙思邈等一众医家的高度重视。《千金要方》中就对产妇难产的原因进行了细致的探讨。《千金要方》关于临产的护理，在"产难第五"中有言，产妇"将痛之时及未产已产，并不得令死丧污秽家人来视""凡欲产时，特忌多人瞻视，唯得二三人在旁待总，产讫乃可告语诸人也，若人众看之，无不难产耳"。不能让不洁者进产房等这种强调产房必须安静和清洁卫生的观点，虽然其动机或理论不一定正确，可是依然适用于今天的待产室和产房的工作实际。《千金要方》又说"凡产妇第一不得匆匆忙怕，旁人极须稳审，皆不得预缓预急及忧悒，忧悒则难产，若腹痛，眼中火生，此儿迴转，未即生也。儿出讫，一切人及母皆忌问是男女"。可见孙思邈极其重视产妇生产时的所处环境与情志安定。唐代还很注意通过饮食的补给，促使产妇体力恢复而达到顺利分娩的支持疗法。《产书》引崔氏说："夫产妇气顺下则易产，不得令气逆上，气上则违产理而难产也。产妇初觉腹内小痛之时，取雌鸡一只，煮要烂，只取其汁，以粳米粥令熟，候温，和与产妇食，食宜稍饱，则气顺下而易产矣。此为产理之要妙，必获平安也。多是临产之时，互相惊忙，产妇吃食却不在意，以至饥渴力乏劣，产理不和而难分兑。"这些方法显然是受到晋代医家于法开令产妇食羊肉治疗难产的启示，而能够赋予科学的解释与广泛的临床应用，这应该是唐代的进步。

此种卫生护理的意识，不仅在临产时被体现，也在生产后产妇的产褥期护理以及新生儿的护理中被重视。孙思邈在"产后虚损"一章中，告诫产妇"勿以产时无他，乃纵心态意，无所不犯"，指出"妇人产讫，五脏虚羸"，并指出"所以妇人产后百日以来，极须殷勤，忧畏勿纵心犯触，即便行房，若有所犯，必身反强直，犹如角弓反张，名曰薄风""凡产后满百日，乃可会合，不尔至死虚羸，百病滋长，慎之"。其语重而情切，推重产后调护之意，跃然纸上。尽管作者限于历史条件不可能认识产褥感染的微生物病原学问题，但这种从实际观察到的颇似产道感染破伤风病例的严重症状，得出应注意产褥期卫生的见解，是十分可贵的。这些护理方法对现代妇产科护理仍有指导意义。

《胎产书》原文二十九："字者，且垂字，先取市土濡清者，□之，方三四尺，高三四寸。子既产，置土上，勿庸□，令婴儿□上，其身尽得土。乃浴之。焉劲有力。"意为产妇将要临产时，预先取用城镇上湿润清洁的泥土，堆积成面积3—4尺见方，高3—4寸的土堆。在婴儿临盆以后，就将其放在土堆上，用（此处缺一字，不详），让新生儿身上沾满泥土，然后再给他洗浴干净。这样可以让他强健有力气。可见在此时期已有新生儿护理意识。孙思邈在《千金要方》中继承了《胎产书》中对新生儿的护理意识，收集和总结唐代以前对小儿保健防病的经验，为儿科临证护理做出巨大的贡献。对初生婴儿，指出"先以绵裹指，拭儿口中及舌上青泥恶血……若不急拭，啼声一发，即入腹成百病也"，此与现代护理首先要保持新生儿呼吸道通畅不谋而合。皮肤护理方面，指出小儿沐浴后，腋窝和阴部要扑上细粉，以防湿疹。母乳喂养方面，内容丰富细致，提出"凡乳母乳儿，当先极捼，散其热气"，即首先要求哺乳前先适当揉搓，散去乳房的热气，使泌乳通畅，便于吸吮；并认为"视儿饥饱节度，知一日中几乳而足，以为常"，即应根据婴儿需要确定每日哺乳次数和量，这与现代母乳喂养中的按需哺乳原则一致；"母有热以乳儿，令变黄不能食……母怒以乳儿，令喜惊发气疝，又令上气癫狂……母醉以乳儿，令身热腹满。"强调乳母的健康状况、情志、饮食与婴儿的身心发育关系密切，故对乳母的选择要求严格，认为"其乳儿者，皆宜慎于喜怒……但取不胡臭、瘿瘘、疥疮、耳聋、鼻渊、癫痫，无此等疾者，便可饮儿也""新生三日后，应开肠胃，助谷神，可研米作浓饮，如乳酪浓薄，以豆大与儿咽之，频咽三豆许止，日三与之，满七日可与哺也。儿生十日始哺如枣核，二十日倍之，五十日如弹丸，百日如枣"，认为随着婴儿年龄的增长，添加辅食要遵循由少到多、由细到粗、由稀到稠的原则。这些记载为后世小儿如何添加辅食提供重要参考依据。

唐代的妇产科在当时的医学中占有显要的地位，这是唐以前任何一个朝代所不能比拟的。妇产科所涉及的病种多，方剂丰富，篇幅大，专著也很可观。对胎前治病、产后调摄的重视，使《千金要方》中记载了大量有关的内容，为唐朝形成内容完备的围产期医学做出巨大贡献。不足的是，与胎产疾病相比，唐代对月经病及带下病的研究则远不及胎产病研究得深刻，经、带与产科疾病研究的失衡，还未得到纠正。无论如何，《千金要方》所诞生之时期是我国妇产专科诞生的前奏，是妇产科发展史上的一个里程碑。

第三节　《产经》对《胎产书》学术传承与应用

一、《产经》简介及其在胎产方面的成就

(一)《产经》简介

《产经》原书在中国亡佚，现散见于《医心方》中，是一部以妇科、儿科、巫医为主要内容的书籍。目前所能见到的《产经》条文，只有《医心方》中所收录内容能为我们提供较多的妇产科临床资料，如今所见《产经》原文均源自《医心方》所引。由于隋代妇产科的医籍散佚十分严重，其作者与成书年代在学界并无定论。《医心方》引用《产经》共 205 条，直接引用 189 条，间接引用 16 条，主要分布在《医心方》卷第二十二至卷第二十五中。记载妇科方面疾病共 44 种，记载儿科病证 90 余种。

(二)《产经》在胎产方面的成就

将《医心方》所引《产经》的妇、儿科内容分别进行归类整理，发现《医心方》所引《产经》记载妇科方面疾病共 44 种，基本围绕胎、产而经、带内容未见记载。《产经》记载儿科病证 90 余种，其中外力损伤或误食异物造成的疾病 20 余种，较《千金方》《外台秘要》《小儿药证直

诀》《幼科发挥》等书中这类疾病的记载全面。还有小儿养护方面的内容，如初与乳、初浴断脐、初著衣等，其介绍较为细致，是中医学胎产理论和实践经验的重要补充。

二、《产经》对《胎产书》的继承与发挥

由于《产经》今已失传，现存条文散见于《医心方》中，因此其内容与《胎产书》的对照如今已不可多见，但仍可在现存的条文中看到《产经》对《胎产书》的继承与发挥。

【原文对照】

《胎产书》原文　禹问幼频曰："我欲殖人生子，何如而有？"幼频答曰："月朔，已去汁□，三日中従之，有子。其一日男，其二日女也。故人之産也，入於冥冥，出於冥冥，乃始焉人。"

《产经》云　黄帝问曰：人生何如以成。岐伯对曰：人之始生，生于冥冥，乃始为形，形容无有扰，乃为始收，妊身一月日胚（芳杯反），又曰胞，二月曰胎，三月曰血脉，四月曰具骨，五月曰动，六月曰形成，七月曰毛发生，八月曰瞳子明，九月曰谷入胃，十月曰儿出生也。

【原文对照】

《胎产书》原文　一曰：必熟灑瀚胞，又以酒瀚……小……以瓦甄，毋令蟲蛾能入，而……毋見日所，使嬰兒毋疙，曼理，毒□。

《产经》云　凡欲藏胞衣，必先以清水好洗子胞，令清洁。以新瓦瓮，其盖亦新，毕乃以真绛缯裹胞讫，取子贡钱五枚，置瓮底中罗烈，令文上向。乃已取所裹胞盛纳瓮中以盖覆之，周密泥封，勿令入诸虫畜禽兽得食之，毕，按随月图以阳人使理之，掘深三尺二寸，坚筑之，不欲令复发故耳。能顺从此法者，令儿长生，鲜洁美好，方高心善，圣智富贵也。

三、《产经》对《胎产书》的学术传承与应用

在妊娠方面，它讨论了妊妇脉图月禁法、修身法、禁食法、治恶阻方、治胎动不安方、治数落胎方、治漏胞方、治卒走高堕方、治为男所动欲死方、治胸烦吐食方、治心腹痛方、治腹痛方、治胀满方、治下利方、治尿血方、治淋病方、治遗溺方、治霍乱方、治疟方、治温病方、治中恶方、治咳嗽方、治胎死不出方、治欲去胎方。在产后方面，《产经》讨论了产妇向坐地方、反支月忌法、用意法、安产庐法、禁坐草法、易产方、治产难方、治逆产方、治横生方、治子死腹中方、治胞衣不出方、藏胞衣断埋法、藏胞衣吉凶日法、藏胞恶处法、藏胞衣吉方、治产后运闷方、治恶血不止方、治产后腹痛方、治产后心腹痛方、治产后身肿方、治产后中风口噤方、治产后柔风方、治乳汁溢满方、治产后阴脱方、治产后阴痒方、治产后遗尿方、治产后淋方等。此外，还有关于辨子及乳房疾病方面的内容。从这些内容来看，《产经》是隋代胎产方面一部内容极为丰富的著作。

《医心方》收载《产经》妇科方面主要特点有四：一为对妊娠恶阻、妊妇胀满、难产等疾病分别叙述其病机，记载较为详细；二为妇科病多仔细辨别其症状以诊断；三为多用单方，近三分之一以酒服药或以酒煎药；四为用药大多药性平和，方药多有取材于食物者。儿科方面主要特点亦有四：一为记载病因种类丰富，描述细致；二为对一些疾病的诊断方法十分明确，望诊和闻诊的应用较妇科明显增多；三为治疗时处方精巧，外治为多；四为对疾病的观察细致入微，如根据进入耳中异物的不同，采用多种不同的治疗方法。除妇儿科各自的特点外，还存在共同特点，主要表现在《医心方》收载《产经》妇儿科条文内容节选和方药特点两方面。妇儿科条文内容节选均有三种情况：一是内容仅有方药，了解其所治疾病，需要参考《医心方》的小节名称；二是内容含有病证名，与《医心方》的章节名称相同或相近；三是内容收载多种症状，症状参照《医心方》的章节名称，大体可明确其治疗何种疾病。妇儿科方药共同特点主要表现为多用单方，药性平和。

与《千金要方》和《诸病源候论》相同，《产经》也延续了《胎产书》中的妊娠护理思想。《产经》云："凡妊身之时，端心正坐。清虚如一，坐必端席，立不斜住（经），行必中道，卧无横变，举目不视邪色，起耳不听邪声，口不妄言，无喜怒忧患，思虑和顺，猝生圣子，产无横难也。而诸生子有痴、疵、丑恶者，其名皆在其母，岂不可不审详哉。"另外，《产经》还强调妊娠期饮食护理的重要性。如"女人胎妊时，多食咸，胎闭塞。妊身多食苦，胎乃动。妊身多食甘，胎骨不相着。妊身多食酸，胎肌肉不成。妊身多食辛，胎精魂不守"。陈述了多食酸苦甘辛咸五味事物对妊娠期妇女的影响。

由《医心方》所引《产经》条文可见，《产经》现存可见的条目主要记载了胎产疾病的方药治疗。历代医家对滑胎论述诸多，并积累了很多宝贵经验。如《产经》中已有"治妊身数落胎方"的记载。《产经》："取母衣带三寸，烧末，酒服即安。"这是最早将脐带运用于产科疾病的记载。由于脐带中含有许多孕妇所必需的激素成分，所以这种治疗方法既是一大发明，也具有相当的疗效。而在治疗孕妇严重恶阻时，《产经》："胸中烦热，呕吐血，不欲食，食辄吐出，用诸药无利，唯服牛乳则愈方，牛乳微微煎，如酪煎法，适寒温服之，多少任意，初服少少，若减之，良验。"这是一种简便廉验的食疗方法。牛乳具有补虚和胃润燥的作用，经"微微煎，如酪煎法"，则与巴氏消毒法相似，既达到饮用的清洁度，又不使其营养成分遭到过多的破坏，加之服用时"适寒温""多少任意，初服少少"，这些对于妊娠恶阻的治疗，都是非常科学合理，具有借鉴意义的。此外还有关于妊娠遗尿的治疗，如称"龙骨冶末"或"白蔹十分、芍药十分治"，酒服可效。在治疗"任身小便不利方"中，有用"滑石，以水和，泥于脐中，厚二寸，良"的记载，这是脐疗外治法治疗妊娠病的例子，对后人有很大的启迪作用，且经常被援用。

《产经》治疗"任身猝心腹拘急痛胀满，气从少腹起上冲，心烦，起欲死，是水饮，食冷气所为。茯苓汤方（略）……服一升，当下水或吐便解"。使用下法、吐法治疗妇科疾病，开创治法之先河。治妊身妇人猝贲起，从高坠下暴大去血数斗。用马通汁、干地黄、当归、阿胶、艾叶煮服，或取其爪甲及发烧作末，酒服，治妊身尿血，都应该有良好的疗效。

治妊身为夫所伤动欲死，取竹沥汁，与饮一升；治妊身温病不可服药，取竹沥二升，煎之减半，适寒温服；治疗妊妇腹痛用葱白、当归切，酒煎服。若"任身中恶，心腹暴痛，逐动胎，少腹急"，用当归葱白汤方（当归、人参、厚朴、葱白、胶、川芎），重用温通阳气的葱白一虎口，确实可以提高治疗妊娠腹痛的疗效。唐代《经效产宝》屡用葱白治疗胎病，无疑是受到隋代妇科用药的影响。

对于产后病的论述，《产经》："治产后腹中虚冷，心腹痛不思饮食，呕吐厥逆，补虚除风冷，理中当归汤方。"药用甘草、当归、人参、白术、干姜，熔温中补脾、和血理冲于一炉，是很有卓识的。治产后腹中绞痛，脐下坠满，以清酒煮白饴，令入浓白酒，顿服，和血与补虚兼顾，也是很有见地的。在治疗产后身肿时，《产经》云"治产后诸大风中缓急，肿气百病，独活汤方"，药有独活、当归、商陆、白术，煎服取汗，寓祛风和血、健脾利水于一方，用取汗法治疗产后水肿，也是具有创造性的。《产经》还说："凡产后妇人，宜勤泄去乳汁，不令畜积。畜积不时泄，内结掣痛发渴，因成脓也。"这是预防产后乳痈发生的重要措施，足以引起人们的重视。《诸病源候论》引《养生方》称："热食汗出，露乳伤风，喜发乳肿，名吹乳，因喜作痈。"吹乳的病名，由此一直沿用至清代。

除此之外，《产经》中还记述了当时妊娠用药禁忌的内容。《医心方》云："今案任妇不可服药八十二种，其名目在《产经》。"妊娠用药禁忌的研究，标志着人们对妊娠这一特殊生理时期的认识，这种认识，是通过长期临床观察得出来的结论，成为妇产科治疗学中不可或缺的内容。可惜这些妊娠禁忌药物的内容未能得以留存，然而从这些妊娠禁忌药物的数量来说，已是十分可观的。

除了妊娠期疾病的诊断用药开方护理等，《产经》还对妊娠期脉象有所见解。《产经》曰："胎前之病，其脉贵实，产后之病，其脉贵虚，胎前则顺气安胎，产后则补虚消瘀，此其要也。临产气血动荡，胞胎迸裂，与常经离异，必有水先下，俗谓之胞浆，即养胎之液。水下则胞裂而产，既产则气血两虚，脉宜缓滑，缓则舒徐，不因气夺而急促，滑则流利，不因血去而枯涩，均吉兆也。若实大弦牢，非产后气血两虚所宜，实为邪

实，大为邪进，弦为阴敛，宣布不能，牢为坚着，近于无胃，皆相逆之
脉也。"

第四节 《医心方》对《胎产书》学术传承与应用

一、《医心方》简介及其在胎产方面的成就

（一）《医心方》简介

《医心方》是日本丹波康赖所编成的医学著作，成书于 982 年，是日本现存最早的医书。全书共三十卷，其内容以《诸病源候论》为底本，参酌《素问》《千金方》等百余本隋唐的方书，此书广引博采远古代医籍及经、史、子、集相关文献，乃至高句丽、百济、新罗、印度医书，二百余种。其中，详论治病大体、药物服用、调剂注意、诸药和汉名、针灸、明堂、中风、皮肤疾患、五官疾患、痛证、五脏六腑疾患、阴部疾患、虫证、脚气、四肢疾患、喘咳并呕吐、疝、水肿、黄疸、霍乱、消渴、虚损、猝死、伤寒及外科性疾患证治方药。此外，还收录了炼丹服石、长寿延年、美容悦色、芳气益智、求富、相爱法术、房中医学及养生、食疗等内容，是一部卷帙浩繁的综合性医学全书。

《医心方》不仅汇集了许多中国已经失传的珍贵文献，如《黄帝内经明堂》《小品方》等临证各科的经典名方、经验秘方，还记载了房中养生、服食辟谷、本草食疗、针灸按摩等中医养生方法方药，是一部失而复得的中华医药集大成之作，也是日本的国宝。其影响不仅在日本，该书流传中国、朝鲜等，对中国医学之发展也曾产生了极大的影响，为中国一些医学家所推崇，也足见其富有日本医学发展之特点。

《医心方》的珍贵之处，至少有两点特别值得注意：一是当年丹波康赖所引用的不少中国古籍，现在已经失传了，所以《医心方》成为保存它们内容的早期文献，甚至是唯一文献（图 4 - 3）。二是此书是中国传统技术在历史上向周边地区辐射的"重量级证据"之一，所以得到了中日学术界的高度重视和关注——在日本有一个"《医心方》一千年纪念会"，甚至出版了《〈医心方〉一千年纪念志》（1986）等书。

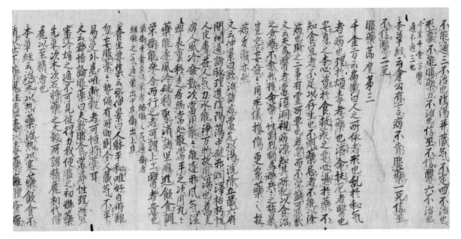

图 4 - 3 《医心方》书影

《医心方》三十卷，就其总体内容而言，是一部颇具"类书"性质的医学方书。但它又与一般单纯性方书有所不同，除广收临证各科验方之外，还包括针灸俞穴、本草食疗、服石辟谷、房中养性，以及相当于"医学总论"范畴的医德修养、治疗原则、服药方法等内容。在当时来讲，可称得上是一部具有"百科全书"性质的综合性医著。此书历尽沧桑，流传迄今，已逾千载，不仅成为日本存世最古老的医籍，而且被视为国宝。

（二）《医心方》在胎产方面的成就

《医心方》卷二十一至卷二十四中专论妇人身体、疾病与医疗的内容。其中"妇人部卷二十一"包括总论、经、带，卷名仅取卷目主题。"妇人部卷二十二"包括统论、乳病、二阴病，卷名仅取卷目主题。"产妇部卷二十二"论生产忌宜及诸病，卷名仅取卷目主题。"治无子部卷二十四"内容以相法、占法为主且无方，卷名仅取自本卷"治无子法第一"子目。

除去《医心方》在胎产方面的成就，其对于妇科疾病的治疗也有亮点。其中以《医心方》的记载与中国中古医籍相关部分进行对比，可注意到《医心方》治妇科疾病并不以月水为重，虽然其中排除脉论文字和经脉走向的论述，更注视实际治疗的方论，但是却明确指出禁针的位置。由此，有学者认为丹波康赖撰著并不限于摘抄中国医书，而是通过编撰过程"阐释"其医学观点，开启"中国医学日本化"的过程，在女性治疗方面亦是如此。

二、《医心方》对《胎产书》的继承与发挥

《胎产书》对《医心方》的深刻影响可大量见于《医心方》中对"十月养胎法"的收录与传承。十月养胎法之内容大多出自《胎产书》,并在其启发下进行增添,主要在经络腧穴方面进行了拓展。现就《医心方》有关"十月养胎法"内容对《胎产书》的引用与发挥选取数则以作展示。

【原文对照】

《胎产书》原文二 一月名曰流形。食飲必精,酸羹必熟,毋食辛腥,是謂哉貞。

《医心方》卷二十二 怀身一月,名曰始形,饮食必精熟暖美,无御大(丈)夫,无食辛腥,是谓始载负也。一月足厥阴脉养,不可针灸其经也,厥阴者是肝,肝主筋,亦不宜为力事,寝必安静,无令恐畏。上肝脉穴,自大敦上至阴廉,各十二穴。又募二穴,名期门;又输二穴,在脊第九椎节下两旁,各一寸半。上件诸孔,并不可针灸,犯之致危。

【原文对照】

《胎产书》原文三 二月始膏,毋食辛臊,居處必静,男子勿势,百節皆病,是謂始藏。

《医心方》卷二十二 怀身二月,名曰始膏,无食辛臊,居必静处,男子勿劳,百节骨间皆病,是谓始藏也。二月足少阳脉养,不可针灸其经也。少阳者内属于胆,当护慎,勿惊之。上胆脉穴自窍阴上至环铫,各十三穴,又募二穴,名日月,在期门下五分。又输二穴,在背第十椎节下两旁,各一寸半。上件诸穴,并不可犯之。

【原文对照】

《胎产书》原文四 三月始脂。果隋肖效。當是之時,

未有定仪，见物而化。是故君公大人，毋使侏儒，不观沐猴，不食葱姜，不食兔羹。□欲生男，置弧矢，□雄雉，乘牡马，观牡虎。欲生女，佩簪珥，绅珠子，是谓内象成子。

《医心方》卷二十二　怀身三月，名曰始胎。当此之时未有定仪，见物而化。是故应见王公、后妃、公主、好人，不欲见偻者、侏儒、丑恶、瘦人、猿猴。无食苗姜兔肉。思欲食果瓜，激味酸菹瓜，无食辛而恶臭，是谓外像而内及故也。三月手心主脉养，不可针灸其经也。心主者，内属于心，心无悲哀，无思虑惊动之。上心胞脉穴自中冲上至天府，各八穴。又募一穴，名曰巨阙，在心鸠尾下一寸五分。又输二穴，在背第五椎节下两旁各一寸半。上件诸穴，并不可犯也。

【原文对照】

《胎产书》原文五　四月而水授之，乃始成血。其食稻、麦、解鱼、□□，以清血而明目。

《医心方》卷二十二　怀身四月，始受水精，以盛血脉。其食稻粳，其羹鱼雁，是谓盛血气以通耳目，而行经络也。四月手少阳脉养，不可针灸其经也。手少阳内属上焦，静安形体，和顺心志，节饮食之。上三焦脉穴自关冲上至消泺，各十二穴。又募一穴，在当脐下二寸，名为石门。又背输二穴，在脊第十三椎节下两旁各一寸半。上件诸穴，并不可犯之。

【原文对照】

《胎产书》原文六　五月而火授之，乃始成气。晏起□沐，厚衣居堂，朝吸天光，避寒殃，其食稻、麦，其羹牛、羊，和以茱萸，毋食□，以养气。

《医心方》卷二十二　怀身五月，始受火精，以盛血气，晏起沐浴浣（胡管反）衣，身居堂，必浓其裳。朝吸天光，以避寒殃（于良反）。其食稻麦，其羹牛羊和茱萸。调以五味，是谓养气，以定五脏者也。五月足太阴脉养，不可针灸其经也。太阴者，内属于脾。无大饥，无甚饱，无食干燥。无自灸热大劳倦之。上脾脉穴自隐白上至箕门，各十二（三）穴。又募二穴，名章门，在季肋端，侧卧取之。又输二穴，在脊第十一椎节下两旁各一寸半。上件诸穴，并不可犯之。

【原文对照】

《胎产书》原文七　六月而金授之，乃始成筋。势□□□，出游於野，敷觀走犬馬，必食□□也，未□□□，是謂變腠□筋，□□□□。

《医心方》卷二十二　怀身六月，始受金精，以成筋骨。劳身无处，出游于野，数观走犬，走马，宜食鸷鸟猛兽，是谓变腠理膂细筋，以养其爪，以坚背膂也。六月足阳明脉养，不可针灸其经也。阳明内属于脾，调和五味，食甘，甘和，无大饱。上胃脉自厉兑上至髀关，各十六穴。又募一穴，名中管，在从心蔽骨下以绳量至脐止，即以绳中折之。又输二穴，在脊第十二椎节下两旁，各一寸半。上件诸穴，并不可犯之。

【原文对照】

《胎产书》原文八　七月而木授之，乃始成骨，居燥處，毋使定止……飲食避寒……美齒。

《医心方》卷二十二　怀身七月，始受本精，以成骨髓。劳躬摇肢，无使身安，动作屈伸，自比于猿。居必燥之。饮食避寒，必食稻粳，肌肉，以密腠理，是谓养骨而坚齿也。七月手太阴脉养，不可针灸其经也。太阴者，内属于肺。无大言，无号哭，无薄衣，无洗浴，无寒饮之。右肺脉穴自少商上至天府，各九穴。又募二穴，名中府，在两乳上三肋间陷者中。又输二穴，在背第三椎节下两旁，各一寸半。上件诸穴，并不可犯之。

【原文对照】

《胎产书》原文九　八月而土授之，乃始成膚革……是謂密腠理。

《医心方》卷二十二　怀身八月，始受土精，以成肤革。和心静息，无使气控（极），是谓（密）腠理而光泽颜色也。八月手阳明脉养，不可针灸其经也。阳明者，内属于大肠。无食燥物，无忍大起。上大肠脉穴自商阳上至臂，各十四穴。又募二穴，在脐两旁，各二寸半，右名天枢，左名谷门。又输二穴，在脊第十六椎节下两旁，各一寸半。上件诸穴，并不可犯之。

【原文对照】

《胎产书》原文十　九月而石授之，乃始成毫毛……伺之。

《医心方》卷二十二　怀身九月，始受石精，以成皮毛，六腑百节莫不毕备；饮醴食甘，缓带自持而待之，是谓养毛发多才力也。九月足少阴脉养，不可针灸其经也。少阴内属于胃，无处湿冷，无着灸衣。上肾脉穴自涌泉上至阴谷，各十七穴。又募二穴，在腰目中季肋，本侠脊腴肉前宛宛中，名京门。又输二穴，在脊第十四椎下两旁，各一寸半。上件诸穴，并不可犯之。

【原文对照】

《胎产书》原文十一　十月氣陳□□，以焉……

《医心方》卷二十二　怀身十月，俱已成子也。时顺天生，吸地之气，得天之灵。而临生时乃能啼，声遂天气，是始生也。十月足太阳脉养，不可针灸其经也。太阳内属于膀胱，无处湿地，无食大热物。上膀胱脉穴自至阴上至扶承，各十六穴。又募一穴，在脐下直四寸，名中极，又输二穴，在脊第十九椎节下两旁，各一寸半。上件诸穴，并不可犯之。

三、《医心方》对《胎产书》的学术传承与应用

《医心方》的临床治疗研究主要涉及房内、养生食疗、针灸、妇儿、内科风病、虫病等内容，其中妇儿研究以讨论妇人妊娠产育为主，兼论妇人胎儿保健。

在《医心方》卷二十一开篇即引用《千金方》："论曰：夫妇人所以有别方者，以其血气不调，胎妊产生，崩伤之异故也。所以妇人之病，比之男子十倍难疗。若四时节气为病，虚实冷热为患者，与丈夫同也。唯怀胎妊挟病者，避其毒药耳。"指出妊娠期间的治病原则有别于平时，强调了妇人病的重要性。

《医心方·求子》云："凡女子怀孕之后，须行善事，勿视恶声，勿听恶语，省淫语，勿咒诅，勿骂詈，勿惊恐，勿劳倦，勿妄语，勿忧愁，勿食生冷醋滑热食，勿乘车马，勿登高，勿临深，勿下坂，勿急行，勿服饵，勿针灸，皆须端心正念，常听经书，遂令男女如是，聪明智慧，忠真贞良，所谓胎教是也。"强调女子孕期的保养注意与胎儿保健，可见《胎产书》中所表达的胎教理念一直贯穿于后世医籍中。

《医心方》广收医籍及临证各科验方，如在论及妊妇修身法时，《医心方》首先引用《产经》中"妊身之时，端心正坐，清虚如一。坐必端席，立不邪住，行必中道，卧无横变，举目不视邪色，起耳不听邪声，口不妄言，无喜怒忧患，思虑和顺，卒生圣子，产无横难也"等；随后又引《千金方》"凡受胎三月，遂物变化，禀质未定……"；《养生要集》"妇人妊身，大小行勿至非常之地，逆产杀人……"；从以上几个方面来讲述妊娠期间如何修身。《医心方》以此种形式收集了众多医籍内容，为后世留下了宝贵的中国中古医籍考证。

从《胎产书》中，可以管窥战国早期的妇产科学术情况，包括妊娠胚胎发育的过程、十月妊娠养胎、预防难产、求嗣，以及子痫、小便癃闭、产痂的治疗等，是当时妇产科研究的内容。唯心主义色彩很浓的胞埋法和择生男女等，也是当时十分关注的问题。而随着医学的进一步发展，从对胎产疾病病因病机以及证候认识方面的突破，到生理、病因病机、诊断、药物、方剂、治疗、医案等内容齐备，使妇产科医学从依附走向独立分科，进而产生一系列妇产科理论，如阴阳学说、气血学说等，妇产科的临床水平得到明显提高。妇产科的理论也从粗糙走向缜密。妇产科学经过数千年的发展，内容已越来越丰富，这一切的进步都离不开《胎产书》这笔学术上的宝贵财富。

人类之所以能够延续，皆因生生之为本也。孙思邈有云："夫生民之道，莫不以养小为大。若无于小，卒不成大。故《易》称'积小以成大'；《诗》有'厥初生民'；《传》云'声子生隐公'。此之一义。即是从微至著，自少及长，人情共见，不待经史。故今斯方先妇人小儿，而后丈夫耆老者，则是崇本之义也。"在中华民族漫长的繁衍与传承中，孕产作为血脉绵延和民族赓续的物质基础，一直以来受到劳动人民的重视与关注。"子嗣昌衍，福祚绵长"是美好的祝愿，也是先民的追求。中医学作为劳动实践的产物，在千百年来为安全地孕育胎产保驾护航。马王堆汉墓出土的《胎产书》记录了中国社会早期的胎产医学理论和临床实践经验，迄今仍有一定的学科指导意义，这些认识与经验也由后人在后世的医疗实践中传承保留，创新发展。无论是隋朝《诸病源候论》对胎产的病因病机的探讨，还是唐代《备急千金要方》对产前产后护理调理方法的讨论和总结，都展现出胎产在中医学中的强大生命力。这种影响不仅仅局限于古代中国，对于东亚地区，乃至中亚都有广泛的辐射影响。丹波康赖所著《医心方》及散见于其中的《产经》较为完整地记录唐以前的中国古代胎产医学知识，是中医学广泛影响力的重要体现。在 21 世纪的今日，中国妇产科学已经过了几千年漫长的发展时间，无数宝贵的胎产经验记录与理论探讨以各种形式相继出现，缕述历代中医妇产科成就，十分精彩。中医古籍浩如烟海，中医胎产研究生机勃勃，中医妇产科学之发展道路欣欣向荣。

第三篇 创新发展

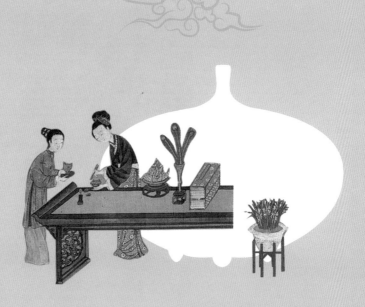

第五章 《胎产书》指导下科学备孕

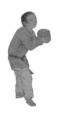

第一节 生育年龄与受孕时期

《胎产书》是马王堆汉墓出土的重要古代医学文献之一，编写于西汉早期，反映了当时祖国医学特别是妇产科学的高度成就（图 5 - 1）。《胎

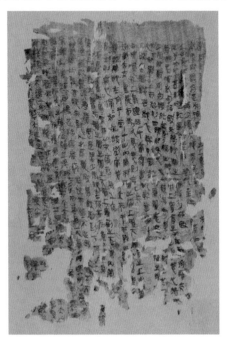

图 5 - 1 湖南博物院《胎产书》帛书局部

产书》讨论了备孕、怀孕、分娩等方面的知识，是最早关于妇产科的专著之一。它不仅包含了丰富的理论知识，还提供了关于生育年龄、受孕时期等科学备孕的指导，为现代人进行科学备孕提供参考。生育年龄及受孕时期是复杂而又引人入胜的科学话题，涉及生物学、生殖医学、社会科学乃至心理学的多个方面。我们将从生育年龄及受孕时期两个方面探讨《胎产书》指导下科学备孕。

一、生育年龄

生育年龄通常指的是机体处于能够生育后代的生理时期。《胎产书》曰："禹问幼频曰：我欲殖人产子，何如而有？幼频答曰：月朔已去汁，三日中从之，有子。"女性的最佳生育年龄在 20—30 岁，这段时期女性机体发育成熟、生殖系统处于最佳状态。表现在卵巢功能处于最佳状态、月经周期规律、排卵稳定。《黄帝内经》曰："二七天癸至，任脉通，太冲脉盛，月事以时下，故有子。三七肾气平均，故真牙生而长极。"女性 14 岁（二七）左右开始具备生殖能力，此时期心理和生理尚未成熟。此阶段女性的生殖系统和其他系统仍在发育中，早期怀孕可能会对机体和胎儿的健康造成长期的不利影响。青少年孕妇面临较高的健康风险，包括妊娠高血压、贫血、早产和低出生体重婴儿等风险。这些并发症不仅影响母亲的健康，也会对新生儿的健康产生影响。此外正处于心理和情感快速变化的阶段，她们可能还没有准备好承担母亲的角色和责任。到了 21 岁（三七）女性的生殖系统已经完全成熟，包括月经周期的规律化和卵巢功能的稳定，这意味着排卵和受孕的条件都非常有利。身体各项生理功能均处于较佳状态，面临的孕期并发症风险相对较低，有助于孕期的顺利进行和胎儿的健康成长。随着年龄的增长，女性的生育潜力会逐渐下降，尤其是在 35 岁之后。《黄帝内经》曰："五七，阳明脉衰，面始焦，发始堕。"随着年龄增长，特别是 35 岁之后，女性的生育能力就开始逐渐下降。超过 35 岁后，女性的生育能力逐渐下降，孕期风险逐渐增加，包括难产、胎儿发育不良等问题。从心理及社会学角度看，社会和心理因素也在生育决策中占有重要位置。现代社会中晚婚晚育成为一种趋势，导致许多夫妇在高龄阶段后才开始考虑备孕。尽管现代医学可以帮助高龄女性怀孕和分娩，但与自然怀孕相比仍存在更高风险。

二、受 孕 时 期

《胎产书》作为古代中国医学的宝贵遗产，其对受孕时期的科学见解，至今仍对现代人进行科学备孕提供了宝贵的指导和启示。通过结合古代智慧与现代医学知识，我们可以更加科学地准备怀孕，增加怀孕的成功率。在受孕时期的选择上，《胎产书》也提供了具体指导。《胎产书》："月朔已去汁，三日中从之，有子。"反映了古代中国人对于受孕时机的观察和理解。这句话描述了一种古代认为较为理想的受孕时机和方法，即在月经周期中寻找最佳的受孕时间。"月朔已去汁"这里的"月朔"指的是女性的月经周期，"已去汁"意味着月经已经结束。在古代中医理论中，月经不仅仅是女性生理现象的一部分，也被认为是身体清理的过程。月经结束后，身体达到了一种"清净"的状态。"三日中从之，有子"建议在月经结束后的第三日开始尝试受孕，认为这个时间段是受孕的最佳时机。此观点基于对女性排卵周期的早期认识，虽然这与现代医学对排卵期的精确计算有所不同，但反映了古人在观察自然生理现象基础上所形成的一种生育观念，揭示了古代社会对生育、健康与自然规律之间联系的理解，同时也体现了古人对生命起源和延续的尊重和探索。在现代社会，虽然我们有了更精确的生理知识和科技手段来帮助解决生育相关的问题，但古代的这些观念和方法仍然为我们提供了对人体自然规律的深刻洞察。通过研究和理解这些古老的智慧，我们可以更好地欣赏到人类在不同文化和时代背景下对生命现象的理解和尊重。受孕最佳时期在女性月经周期的排卵期附近，这时受孕的可能性最高。由于精子在女性体内可以存活 2—5 日，而卵子自排卵后存活时间为 12—24 小时，因此在排卵前几日和当日进行同房是提高受孕成功率最有效的方法。

三、科 学 备 孕

科学备孕是指夫妻在计划受孕前通过一系列科学方法和措施来提高受孕概率和保障未来宝宝以及母亲的健康。这个过程不仅涉及生理健康的准备，也包括心理状态、生活习惯和环境因素的优化。科学备孕的目的是确保父母在最佳的身体和心理状态下迎接新生命，同时也为胎儿的健康发展打下良好的基础。现代人在科学备孕时可以采取健康检查，在计划受孕前，夫妻双方应进行全面的健康检查。其次是调整生活方式，如改善饮食习惯，保证充足的营养摄入，此外避免烟酒和有害物质的接触，保持适度的体育活动，增强身体素质等。情绪管理也至关重要，保持良好的心态，避免过度的压力和紧张情绪，必要时可以通过瑜伽、冥想等方式进行放松。监测排卵期，利用排卵试纸或体温测量等方法，准确监测排卵期，找到最佳的受孕时间窗口。营养补充，备孕期间，女性应增加叶酸的摄入，以预防神经管缺陷等先天性疾病。总之，《胎产书》不仅作为一部古代妇产科医学文献，在当今社会仍显示出其价值，还提供了关于最佳生育年龄和受孕时期的科学指导。通过综合古代智慧和现代科技，现代家庭可以更加科学地准备受孕，迎接新生命的到来。

第二节　产前检查必备项目

产前检查对于确保孕期母婴健康至关重要。它能够及早发现并处理可能的健康问题，预防孕期并发症，降低难产的风险。通过一系列系统的检查，可以评估胎儿的发育状况，诊断先天性疾病和遗传问题，同时监测孕妇的健康状态，包括检测妊娠糖尿病、妊娠高血压等孕期特有的状况。这些信息对于制定合适的孕期管理计划和分娩方案至关重要，有助于提前规划可能需要的医疗干预，确保母亲和宝宝都能维持最佳的健康状态。因此每位准妈妈都应重视并积极参与产前检查，为迎接新生命做好全面准备。

怀孕初期通常指怀孕的前三个月，从怀孕第 1 周到第 12 周。《胎产书》："一月名曰流刑，食饮必精……二月始膏……三月始脂。"受孕的第一个月叫流刑，由于是初步定型，所以饮食要精当。第二个月胎儿开始凝结，不要吃辛辣和腥臊的食物，静处，禁止房事。第三月开始长肉了，叫始脂，胎儿的胚胎就像瓜果初结时的样子。这一时期对于胎儿的发育极为关键，因为这时胎儿的主要器官和身体结构开始形成，包括心脏、大脑、脊柱等。这也是胎盘开始发育、激素水平迅速变化的时期，孕妇可能会经历各种身体和情绪上的变化，如恶心、呕吐、疲劳、情绪波动等。怀孕初期也是胚胎最脆弱的时期，稍有不慎就可能导致不良后果，如流产。因此，孕妇在这一时期需要特别注意营养摄入、避免接触有害物质、保持适度的体育活动，并避免过度的精神和身体压力。此外，进行产前检查，如血液和尿液检测，以及必要时的超声波检查，对于监测孕妇和胎儿的健康状况非常重要。怀孕初期的健康管理对于确保整个孕期和分娩过程的顺利进行至关重要。进行一系列的血液和尿液检测是非常必要的。这些检查可以帮助评估孕妇的健康状况，包括血型、贫血、糖尿病以及潜在的感染风险。此外，通过初期的超声波检查，不仅可以确认妊娠的存在，还可以评估胎儿的生长发育情况，预计分娩日期，为后续的孕期管理提供重要信息。

孕中期通常指的是怀孕的第13周到第26周。《胎产书》曰："四月而水授之，乃始成血……五月而火授之，乃始成气……六月而金授之，乃始成筋"。第四月水行开始影响胎儿，慢慢产生了血脉。第五月火行开始影响胎儿，气就开始有了。第六月是金行发挥作用，这个时期胎儿开始长筋了，孕妇可以适当活动，可以到野外游玩，这是让胎儿长肌肉，强壮筋腱，并开始让胎儿长力量，开始强壮脊椎骨。这个时期标志着孕妇进入了怀孕的第二个三月期。在这一阶段，许多孕妇会感觉到比怀孕初期更加舒适，因为早孕反应如恶心和呕吐往往会减轻或消失。同时，孕中期也是胎儿快速成长和发展的关键时期，胎儿的器官继续成熟，肌肉和骨骼系统发展，胎动开始出现，孕妇可以感受到胎儿的活动。孕中期的产前检查包括但不限于中期超声，这是一次重要的检查，通过它可以评估胎儿的解剖结构，确认胎儿的生长发育情况，检查胎盘的位置和羊水的量。此外，中期的超声波检查对于排除胎儿先天性异常具有重要意义。这一阶段的详细超声波检查能够检查胎儿的解剖结构，识别潜在的发育问题，为医生和父母提供重要的信息，以便做出最佳的医疗决策。孕中期还会进行糖耐量测试以筛查妊娠糖尿病，以及血液检测来筛查贫血等问题。对于孕妇而言，孕中期也是调整饮食和生活习惯，准备迎接宝宝到来的好时机。建议孕妇继续保持均衡的饮食，适量的体育活动，保持良好的心态，同时也可以开始学习育儿相关的知识和技能，为分娩和母婴护理做准备。此外，孕中期也是一个适合旅行的时期，因为此时孕妇的身体条件相对稳定，早孕反应已经缓解，而且距离预产期还有一段时间，但仍需注意安全和舒适。

孕晚期通常指的是怀孕的第 27 周至分娩，对应于第三个孕期。《胎产书》："七月而木授之，乃始成骨……八月而土授之，乃始成肤革……九月而石授之，乃始成毫毛……十月气陈。"第七月的时候，是木行发挥作用，开始长支撑身体的骨头了。第八月是土行发挥作用的时候，胎儿开始生长皮肤，这时的孕妇要平心静气，心平气和，这让腠理密实。第九月是石行影响胎儿的时期，这时开始长毛发。第十月要准备生产了。这个阶段孕妇的身体会经历更多显著的变化，为即将到来的分娩做准备。在孕晚期，胎儿继续成长，增加体重，其器官也在继续成熟，准备适应出生后的环境。孕晚期的主要特点包括：胎儿生长迅速，胎儿在这个阶段迅速增加体重，肺部和其他生命支持系统接近成熟，准备呼吸空气。胎动明显，孕晚期胎动更加频繁和有力，孕妇可以清晰地感受到。身体变化，孕妇的腹部显著增大，可能会感到腰背疼痛、呼吸短促、睡眠困难等，这是由于胎儿增大对身体造成的压力。孕晚期的检查频率会增加，包括胎儿生长监测、胎位检查和羊水量评估等，以确保胎儿健康和确定最佳的分娩方式。随着孕期进入晚期，产前检查的重点转向评估分娩前的准备情况。羊水量检测和胎位检查成为关注的焦点，前者可以评估胎儿的生长环境是否适宜，后者则直接关系到分娩方式的选择。此外，通过定期的B超检查，可以持续监测胎儿的生长发育情况，确保胎儿在母体内的最后阶段健康成长。

产前检查不仅是对孕妇和胎儿健康状况的一种评估，也是一种预防措施。通过及时发现并处理可能的健康问题，产前检查有助于减少孕期并发症，降低难产的风险，为母婴的健康提供了一层重要的保障。因此，预备父母应充分认识到产前检查的重要性，定期进行必要的检查。科学、系统的产前检查和孕期管理是保障母婴健康的基石，预备父母都应积极参与其中，共同迎接新生命的到来。总之，产前检查是孕期管理不可或缺的一部分，它涵盖了从怀孕初期到晚期的一系列检查项目，旨在确保母亲和胎儿的健康。通过科学、全面的产前检查，可以及早发现和处理潜在问题，为宝宝的到来提供最好的保障。预备父母应充分认识

到产前检查的重要性，积极配合医生进行必要的检查和孕期管理，确保
整个孕期的顺利进行。

第三节 优生优育避免遗传疾病

一、优生优育的概念和目标

优生优育在现代社会中的重要性不容忽视。随着科学技术的进步，我
们拥有了更多预防和管理遗传性疾病的能力，从而尽可能地提供每个孩子
一个健康的起点。优生优育不仅关乎减少遗传疾病和先天性缺陷的发生，
还关系到提高人口的整体素质，促进社会的和谐稳定长远发展。通过科学
的规划和管理，优生优育有助于保障孕妇和儿童的健康，减轻家庭和社会
的负担。此外，它还强调了生育健康教育的普及，提高公众的健康意识，
为构建健康、文明、进步的社会打下坚实基础。优生优育的目标是通过科
学的方法和措施，提高人口素质，减少遗传性和先天性疾病的发生，从而
促进社会的健康和可持续发展。在预防遗传疾病方面，优生优育强调在怀
孕前后采取一系列措施，包括但不限于遗传咨询、筛查与诊断、科学备孕
和生活方式的调整，以降低遗传疾病的发生率，保障胎儿健康，为每个家
庭营造一个良好的起点。遗传咨询作为优生优育的重要一环，为有生育计
划的夫妇提供了评估遗传风险、制定预防策略的机会。专业的遗传顾问会
根据夫妇的家族史、已知的遗传条件，以及其他相关因素，提供个性化的
咨询服务，帮助他们理解潜在的遗传风险，并根据这些信息做出明智的生
育决策。

二、遗传疾病概述

遗传疾病是由基因突变或染色体异常引起的疾病，可通过家族遗传或
在胚胎发育期间发生变异而产生。这些疾病通常分为几大类：单基因遗传
疾病，如囊性纤维化和镰状细胞性贫血，由单个基因的突变引起；多基因
遗传疾病，也称为复杂遗传疾病，如心脏病和某些类型的癌症，涉及多个
基因以及环境因素的相互作用；染色体疾病，如唐氏综合征和克兰费尔特

综合征，由染色体数量或结构的异常引起；以及线粒体遗传疾病，由母系遗传的线粒体 DNA 变异导致。了解遗传疾病及其分类有助于更好地诊断、治疗和预防这些疾病。遗传疾病对个人和家庭造成深远影响。对患者而言，这些疾病可能导致长期的身体和心理负担，影响生活质量和独立性，有时还需面对社会歧视和孤立。患病儿童可能需要持续的医疗干预和特殊照护，这对家庭来说既是经济负担也是情感负担，可能导致家庭成员的压力和心理健康问题。此外遗传疾病还可能引发家庭内的矛盾和紧张，影响家庭成员间的关系和谐。因此遗传疾病的影响层面广泛，不仅涉及患者本身，还牵涉到整个家庭和社会的多个方面。

三、预防遗传疾病的策略

随着生物技术的进步，筛查和诊断技术已经能够在早期阶段检测出许多遗传疾病，如通过无创产前基因检测等手段，可以在孕早期非侵入性地评估胎儿患有染色体异常疾病的风险。此外，辅助生殖技术如体外受精结合胚胎植入前遗传诊断和胚胎植入前遗传筛查，能够在胚胎植入母体之前检测遗传性疾病，进一步降低遗传疾病的传递风险。生活方式的调整也是优生优育不可忽视的方面。健康的饮食习惯、适当的体育活动、避免接触有害物质和环境，以及保持良好的心理状态，都对提高生育健康、预防遗传疾病具有积极作用。特别是对于孕妇来说，科学的饮食和适度的运动不仅能够提升自身的健康状态，还能为胎儿提供一个良好的生长环境。面对遗传疾病，优生优育还强调建立支持体系的重要性，包括心理支持和医疗援助，以帮助受影响的家庭有效应对挑战。社会、家庭和个人应共同努力，通过教育、科研和政策支持，推广优生优育的理念和实践，提高公众对遗传疾病预防的认识和能力。

总之，优生优育在预防遗传疾病方面扮演着至关重要的角色。通过遗传咨询和家庭规划，可帮助个人或夫妇了解携带某一基因缺陷的风险。其次，优生优育技术如基因筛查、试管婴儿等能够检测和筛选出有潜在遗传疾病风险的胚胎。这些技术有助于防止遗传疾病的传播，并为家庭提供健康的后代。通过优生优育，人们可以避免许多潜在的遗传疾病问题，提高下一代的生活质量和健康水平，更好地呵护家庭的未来。因此，优生优育在预防遗传疾病方面发挥着不可替代的重要作用。通过科学的准备和综合的管理策略，我们可以显著降低遗传疾病的风险，为下一代提供一个更健康、更有希望的未来。在这一过程中，社会各界的共同参与和支持是实现优生优育目标的关键。

第四节　备孕的健康生活方式

备孕是一段重要的阶段，对于准备要孩子的夫妇来说，健康的生活方式是非常重要的。通过良好的生活习惯和健康的饮食，可以提高怀孕的概率，同时也有助于宝宝的健康发育。在备孕期间，夫妇双方都需要注意自己的生活方式，保持身体健康，为未来的宝宝创造一个良好的生长环境。

首先，保持良好的饮食习惯是备孕的重要一环。饮食对于孕育健康的宝宝至关重要，因此夫妇双方都应该注重饮食的均衡和多样性。在备孕期间，女性需要增加蛋白质、维生素和矿物质的摄入量，以保证自己和宝宝的健康。同时，要避免摄入过多的咖啡因和糖分，尽量选择新鲜的水果、蔬菜和全谷类食品，保持肠道健康，有助于提高受孕概率。

其次，除了饮食，适量的运动也是备孕的重要一环。适当的运动可以帮助调节身体的荷尔蒙水平，增强身体的代谢能力，提高免疫力，有助于减轻压力和焦虑情绪，提高受孕概率。但是，在备孕期间，女性要避免剧烈运动和过度劳累，选择适合自己的运动方式，如瑜伽、散步、游泳等，保持身体的健康和活力。

最后，保持良好的生活习惯也是备孕的重要一环。戒烟、限酒、避免接触有害物质和环境污染，保持充足的睡眠和规律的作息时间，有助于提高受孕概率，保护宝宝的健康。同时，要注意保持心情愉快，避免过度焦虑和紧张，保持良好的心态和情绪，有助于提高受孕概率。

在备孕期间，夫妇双方都需要密切关注自己的身体状况，及时发现和处理潜在的健康问题。女性可以定期进行妇科检查，确保自己的生殖系统健康，男性可以进行精液检查，确保自己的生育能力。如果有需要，可以咨询专业的医生和营养师，制定合理的饮食和运动计划，保持身体的健康和活力。

总之，备孕是一个重要的阶段，夫妇双方都需要注意自己的生活方式，保持身体的健康，为未来的宝宝创造一个良好的生长环境。通过良好的饮食习惯、适量的运动和良好的生活习惯，可以提高受孕概率，保护宝宝的健康。希望每一对准备要孩子的夫妇都能够健康、快乐地度过备孕期，迎接新生命的到来。

说起怀孕，很多夫妇以为只要不做安全措施，就能轻松怀上，可经过一段时间，依旧没反应，就感到十分焦虑。凡事欲速则不达，备孕是为了让男女双方的身体处于一个比较好的状态，这是生下健康宝宝的关键。

（一）准备工作

1. 饮食调整　做到均衡饮食，多吃新鲜蔬果、多摄取优质蛋白质如蛋、鱼、鸡肉、大豆等，忌煎炸食品和过多甜食。

2. 调整生活习惯

（1）戒烟戒酒，尤其二手烟也需要避免。

（2）合理作息，充足睡眠，避免熬夜，最好在 23 点前入睡。

（3）适当运动，控制体重在合理范围，也就是身体质量指数，即 BMI［计算方法：体重（千克）除以身高（米）的平方］在 24 kg/m² 以下。

（4）心情舒畅，避免紧张焦虑等情绪。

（5）备孕前要避免接触宠物，避免接触一些有毒的化学物质，如染发剂等。在备孕期间如果需要服用药物，建议咨询专业医生意见。

3. 补充叶酸　一般是备孕前 3 个月开始口服，预防神经管的畸形，如果你无不良孕产史，常规孕前 3 个月男女双方每日服用叶酸 0.4—0.8 毫克，反之则建议抽血查同型半胱氨酸，数值超过 8 μmol/L 提示可能叶酸代谢吸收异常，则需要增加叶酸摄入量，建议咨询专业医生意见。

4. 孕期检查

（1）在正规医院专业医生的指导下完善孕前检查。

（2）对于女性来说，备孕前应该完善常规的体检，如血常规、血型、尿常规、肝肾功能、胸片、乙肝、丙肝、梅毒、艾滋病等传染病检查、心电图、甲状腺功能、优生五项、分泌物检查、宫颈癌筛查、妇科 B 超，排除可能会影响怀孕的内外科的合并症。

（3）对于月经失调的女性需要性激素检查；男方建议精液检查等。

（4）如果有糖尿病、高血压、高尿酸等基础疾病并正在服药中，咨询专科医生了解是否需要调整药物种类和剂量后才备孕。

（5）如果夫妻双方有家族遗传病史，需要染色体检查。

（6）对于有流产史的夫妇，还需要一些预防流产相关的检查。

（二）选准同房时机

精准算好排卵期是成功妊娠的关键。排卵前 1—2 日、排卵日以及排卵后 1 日内同房怀孕概率较高。

1. B 超监测排卵　推算排卵方法中最准确的是 B 超监测排卵，它可以了解卵泡生长、成熟卵泡的大小及排卵情况。大家可能不知道，成功妊娠除了排卵以外，还需要有同步发育的内膜，B 超监测排卵还能了解内膜厚度、血流、回声、蠕动波等，必要时还可结合血激素水平了解卵泡质量、黄体功能等，如果黄体功能不全，可适当增加黄体支持，以提高受孕机会。

2. 根据月经周期来推算　月经周期规律的女性，排卵一般发生在下次月经来潮前 12—14 日。月经周期不规律的女性，使用测排卵试纸或者 B 超监测排卵有助于提高受孕成功率。

3. 排卵试纸监测　一般在月经干净后 2 日开始，每 8 小时 1 次尿测排卵。排卵试纸呈阳性后的 24 小时左右发生排卵。但是，此法准确度仅 60% 左右，即有些人试纸阳性却不排卵，但有一些人试纸没有阳性，却已经排卵。

需要注意的是，有些夫妻排卵试纸监测后同房，会不自觉地紧张，甚至影响同房，此时，则建议到医院进行生育咨询。

4. 基础体温监测　备孕后每日监测，在排卵当日，体温会下降，排卵后，体温会明显上升 0.3—0.5 ℃，至少持续 12 日。注意：该方法影响因素较多，体温测量波动大，准确性不高，不作为首选。

（三）把握同房频率

合适的同房频率，让精子们不至于过"残"、过"累"，时时保持最佳状态。

女性月经干净后保持每周 2—3 次性生活；精子可在女性生殖道存活 3

日，所以每周2—3次同房，可以保证女性生殖道里时刻有精子在等卵子，这样则能保证最佳受孕概率。

性欲低或工作压力大时可在排卵前和排卵日各一次为宜。以上建议针对大部分人，但仍需要考虑自身身体、工作状态和性欲来决定性生活次数。

第六章 《胎产书》指导下的胎儿发育

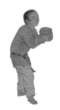

现代医学认为，胚胎发育指卵受精后，增殖，分化，迁移，形成桑葚胚，胚泡，器官，发育成胎儿的完整过程。中医理论对胚胎发育的认知异曲同工。两者均对人类胚胎发育有阶段化的认识，简而言之，都是对"人"生成的认识。

具体科学的认知是在一定的哲学指导下形成发展的，探究两种认识的哲学对于背景整体把握胚胎发育的全过程有重要作用，尤其是中医理论，其主要组成是中国古代哲学学说与传统医学相结合的产物，其与哲学的关系密不可分。中医胎产专书《宜麟策·总论》开篇明言："天地氤氲，万物化醇，男女构精，万物化生，此造化自然之理也。"提示中医理论确有其不可分割的哲学成分。

第一节 天地化育生 阴阳交泰始

中国历史上，春秋战国时期是分裂、动荡走向统一的过渡渐变时期。同时期，铜铁冶炼技术的提升、劳动工具的改进以及商品交换的不断发展，激发了政治、文化、哲学、艺术等上层建筑的蓬勃生机，使之展现在当时的军事、天文、医学、文学、政治思想和科学文化上。然而，春秋战国时期也是一个政治动荡、战争频繁，现实剧烈变革的时期，就在这种特定的历史背景下，大批哲学家、思想家、政治家、军事家涌现出来，如老子、墨子、韩非子、孔子、孟子等。他们活跃在当时中国社会的不同时期、不同阶级和各个领域之中，提出了各式各样的学术思想和哲学主张，这些思想和主张或相互支持，或辩驳诘难，形成了中国哲学史上诸子峰起、百家争鸣的繁荣局面。其中，儒家、道家思想产生较早、影响甚巨。其中尤以《易经》学派、老子学派、宋钘和尹文的精气神学派、五行学派影响较为深远。在后世发展中，释家佛学传入中国，其哲学思想成为中国古代哲学三大支柱之一，与融贯三家的理学思想一道，深刻影响了中国古代上层建筑和社会基础的形成发展。不可否认，中国古老的医学必然受到这些具有代表性的哲学思想的辐射与渲染，也正因如此，中医理论体系里的中国古代哲学思想俯拾即是。

一、天人合一的整体观念

"在中国思想、中国文化精神当中，永远发展不出西方的技术来。我们改变自然物的方法不是处理它，不是改造它，而是更好地实现天人合一。"在中国古代哲学中，天人关系是最为重要的命题之一，各主要哲学流派均对此有所阐发，儒家两汉经学代表人物董仲舒在《春秋繁露》中提到："天者，为万物之祖，万物非天不生。"认为天地自然，是万物的起源，而人作为天地万物之一，亦是天地演化而来。《春秋繁露·阴阳义》："以类合之，天人一也。"董仲舒认为人既由天地自然创造出来，自然体现着天地自然的特征。《春秋繁露·人副天数》："天以终岁之数，成人之身，故小节三百六十六，副日数也；大节十二分，副月数也；内有五藏，副五行数也；外有四肢，副四时数也；乍视乍瞑，副昼夜也。董仲舒认为，人的关节器官通过数目相应而与自然节律变化相关联，天地自然以此为标准创造了人类，故天地自然与人为一类，人与自然之间是交互相感，构成整体的。

而在道家看来，婴儿活泼天真，毫无机心，应天而动。故而人在诞生之初即与天地相合，本质上具有与天合一的特质。如果能够通过"抱一致柔"的方法，获得婴儿的天真态、活泼情，便是进入了一种与天合一的状态。

除此之外，在释家看来，世间万物的本质是"缘起性空"，即世间一切存在都是"缘"的集合体，缘聚而物生，缘散而物灭。虽然其在本质上否认了物质的客观实在性，但总的来说，"缘起性空"与天人相应观，其本质都是在强调一种相依、相缘、相资的关系，一定程度上也反映了人与自然本源一致，同属一体。

天人关系这一命题折射在中医理论中，体现之一即为对人的生成的讨论。《素问·宝命全形论》："人以天地之气生，四时之法成。""夫人生于地，悬命于天，天地合气，命之曰人。"肯定了宏观层面，自然在人的形成过程中的源头地位。马王堆《胎产书》："故人之产也，入于冥冥，出于冥冥，乃始为人。"《广雅·释训》："冥，冥暗也。"《说文义证》："冥，幽昧也。"《礼记·月令》："仲冬行夏令……氛雾冥冥，雷乃发声。"《庄子·在宥》："至道之精，窈窈冥冥。"郭注："窈、冥、昏、默皆了无也。"如此，冥冥当训为"幽暗不可见"之意。无独有偶，《产经》："人之始生，生于冥冥。"由是观之，在历史的原始生产力水平之下，人们对于人体内人的新生过程并没有直观清晰的认识，认为人形成诞生于不可知的混沌处。不仅如此，对于人体内部的生理状态和生命过程，人们亦不能直接认知。对此，古代劳动人民通过对自然和人体的"俯仰观察"，建立了"观天象而知人事""取象比类"的认知模式，再通过"司外揣内"的认知手段，将认知"人之冥冥"转而返还到认知"天人关系"中去，形成了颇具特色的中医理论认知体系。

二、对立统一的矛盾运动

《周易·系辞传上》："天尊地卑，乾坤定矣。卑高以陈，贵贱位矣。动静有常，刚柔断矣……在天成象，在地成形，变化见矣。是故刚柔相摩，八卦相荡。鼓之以雷霆，润之以风雨；日月运行，一寒一暑。"以《周易》为代表，中国古代哲学将天地万物产生与变化的过程概括为对立事物相互冲荡运动的结果，又将对立事物抽象为"阴阳"两种属性，继而将自然的运行纳入到阴阳两种属性的运动模型中去。在这运动过程中，地之阴、天之阳升降交互，相错感召，万物的孕育化生、运动变化也由之而始。《素问·六微旨大论》："气之升降，天地之更用也……升已而降，降者谓天；降已而升，升者谓地。天气下降，气流于地；地气上升，气腾于天。故高下相召，升降相因，而变作矣。"阴阳二气的升降交错运动就是天地万物产生的根本原因，同时也是天地之气相互更替作用的具体表现。天因地气之升而得降，地因天气之降而得升，一升一降互为因果，因而变化产生了宇宙之间的万物。

中医理论在阴阳对立统一的运动中强调"阳"——矛盾主要方面的主导作用，故说"日为阳""天运当以日光明"，将其视为自然运动的动力所在。我们的祖先早在三千多年前就已经看到了"阳"的伟大作用，并在当时的条件下充分地研究了这种作用。现代科学研究证明，自然界的各种物质循环，阴阳升降出入，都直接、间接地是"阳"推动的结果。

在阴阳统一运动理论的基础上，春秋时期的阴阳家把阴阳和五行的概念合流，使之转变为一个哲学范畴，分别指事物对立统一的属性和五种互为关联的基本功能，阴阳五行始成为中国哲学的基本范畴和思维模型。后世汉代儒学家以数为媒介联系五行概念，对中医哲学产生了深远影响。《汉书·五行志》："天以一生水，地以二生火，天以三生木，地以四生金，天以五生土……然则水之大数六，火七，木八，金九，土十。故水以天一为火二牝，木以天三为土十牝，土以天五为水六牝，火以天上为金四牝，金以天九为木八牝。阳奇为牝，阴耦为妃。"如此，以数与五行相配，以其奇偶分五行之阴阳，继而统一阴阳与五行两个系统。《协纪辩方书》："质行于地而通于天，数之有五焉，故曰五行也。"提示五行本质上是阐释物质运动的五种方式，与阴阳理论异曲而同工，反映的都是自然界恒动变化的规律。这种恒动变化的思想，在《胎产书》中也有所体现。"四月而水授之，乃始成血……五月而火授之，乃始成氣……六月而金授之，乃始成筋……七月而木授之，乃始成骨……八月而土授之，乃始成膚革……"《胎产书》将五行与时间联系，阐释人类胚胎发育的动态过程，这是中医理论恒动思想的体现。

三、生命形成的物质基础

宋代张载提出"虚空即气"的命题，指出虚与物、无与有，都统一于气。无形的虚和有形的物，是气存在的一种形态，气是本原，亦是本体。王夫之继承了张载的方向，修正改造了"太虚即气"的命题，提出了"虚空皆气"的主张。他认为："虚空者，气之量，气弥沦天涯而希微无形……凡虚空皆气也"。也就是说，宇宙空间到处都充满着原始物质，物质不论是在有形之中，还是无形之中，都是普遍存在着的。

这种对世界物质性的普遍承认也同样存在于中医理论体系中，《素问·天元纪大论》："太虚寥廓，肇基化元，万物资始。"这些观点正是中医理论认识生命起源的根本指导思想。有了自然这个巨大的物质舞台，万物又是如何在其中得以产生？对此，中国古代哲学和中医理论体系作了充分的探讨、研究和阐述。

（一）精气生物

在中国古代哲学中，"精气"当指最细微的物质存在。《老子》论道时曾经说："其中有精，其精甚真。"这为精气说的产生提供了思想资料与理论启迪。《周易·系辞》有"精气为物"的记载，承认天地之精气是化生万物的基础。

"精气生物"，最早见于《管子》。它是齐国稷下学者在继承和改造《老子》思想基础上，吸取当时天文、医学等成果提出的哲学命题。《管子·内业》把精视为最细微之气，第一次以气解精，把精与气结合起来，称之为"精气"，说"精也者，气之精者也"。并且进一步认为这种精气是构成宇宙万物和人类精神的物质材料，指出："凡物之精，比（合）则为生，下生五谷，上为列星。流于天地之间，谓之鬼神，藏于胸中，谓之圣人。是故此（名）气，果乎如登于天，杳乎如入于渊，淖乎如在于海，卒乎如在于已。是故此气也，不可止以力，而可安以德；不可呼以声，而可迎以音。"这就是说，作为宇宙之本的精气，无所不在，独立于人的意识之外，流动不息，充塞于天地自然之间。

精气是化生天上星辰和地下五谷的物质材料，中医理论体系告诉我们，宇宙万物的基源在精气。精气的结合孕育产生了宇宙万物，其中也包括人类。"凡人之生也，天出其精，地出其形，合此以为人。"所谓精，即精细物质。有精气然后才有人的生命。"凡人之生也，男女精气合，而水流行""男女构精，万物化生"从个体繁衍的细微处说，人的产生是男女精气相合的结果。《胎产书》："月朔，已去汁□，三日中従之，有子。""従之"即是"男女媾精，精气相合"。由此可见，精气为宇宙之母，宇宙之本，精气生物亦能生人。

（二）天覆地载

《素问·阴阳离合论》明确提出："天复地载，万物方生。"即是说，万物生成的条件，必须上有天覆盖，下有地负载。天覆地载才有阴阳二气的相感运动，故为"万物之纲纪""变化之父母"。只有天地自然的大环境能造就万物，创造生命，这是"天复地载"的含义。四十多亿年后的科学研究表明，我们现在居住的这个世界，就是"天复地载"的结果。

地球是生命产生的摇篮，人类就在这摇篮中孕育、成长和进化。人类的出现，是地球生命过程中的一个组成部分，而地球又是宇宙运动的产物。地球从形成到现在，已经历了四十六亿多年的漫长历史。地球形成之初，其上并没有生命存在，只存在一个无机环境。地球从产生一直发展到今天，都处在运动和变化之中，其物质在运动变化的分异过程中，一部分固态物质形成了内部的各个构造层，这些构造层在地学上从内向外称为内核、地核、地幔、地壳、地表；另一部分气态物质则由火山爆发一类的地壳运动而释放到空间去，形成了古大气圈。由于地球收缩减慢，强烈收缩时产生的热量逐渐散失，地球渐渐冷却，这时，古大气圈中的水汽也随之冷凝成为雨水，降到地面上而形成地表水体，又由于地壳的运动，许多岩石和地壳中的水在高温高压的作用下从地壳内释放出来，增添了江河湖海中的水量，最终形成了古水圈。此时地球环境中只有太阳辐射能、古大气圈、古水圈和岩石圈，而且古大气圈中还没有氧气，也就不存在臭氧层。地球的无机环境在强烈的太阳辐射能作用下，发生高温化学反应，促使大气圈、水圈、岩石圈的界面上进行着物质交换运动，这样的环境为生命的产生提供了必需的物质基础。随着大自然中宇宙射线、阳光中的紫外线、雷电、高温等许多条件的长期作用，原始大气层和原始海洋中的各种物质产生剧烈的运动和变化，通过这些物质的内部复杂的矛盾运动，终于自然地合成了一系列的有机化合物。这些有机化合物存在于原始海洋中，原始海洋中盐分很少，这就给蛋白质、核酸这一类构成生命的基本物质提供了向更高级形式进化的有利条件，向着多分子体系运动演化。经过亿万年的漫长时间，经过一系列化学作用，终于产生了能够进行新陈代谢和自我复制的真正的生命。科学研究告诉我们，环境创造了生命、创造了生物，生物又在环境中得以进化和发展。

马王堆《胎产书》："二月始膏，毋食辛臊，居處必静……三月始脂。果隋肖效。當是之時，未有定儀，見物而化。是故君公大人，毋使侏儒，不觀沐猴……五月而火授之，乃始成氣……厚衣居堂，朝吸天光，避寒殃。"这些认识都从饮食起居，视听声色反映了环境对于人生成的影响。

（三）形气相感

《黄帝内经》认为阴阳二气的运动会产生"形"和"气"。《素问·阴阳应象大论》："阳化气，阴成形。"而形气运动最伟大的结果就是天和地的生成。故又曰："积阳为天，积阴为地。""故清阳为天，浊阴为地。"一方面天地作为形气相感的产物，另一方面又是形与气的体现。故《素问·天元纪大论》曰："在天为气，在地成形，形气相感而化生万物矣。"在天的六气，即风寒暑湿燥火主宰了一年四季的气候；在地的五行，即木火土金水，包罗了地上一切有形物质的特性。所谓"形气相感"，实际上就是在漫长的生命产生过程中，在天上的雷电、太阳辐射、宇宙射线、日照高温等无形之"气"与古海洋中各种物质之间发生的各种化学作用。

"形气相感"的具体过程，中医理论体系认为是"应天之气，动而不息……应地之气，静而守位……动静相召，上下相临，阴阳相错，而变由生也"。应天的阳气，是运动不息的，应地的阴气，相对的是静守在大地之上的。天地上下，阴阳动静相互感应吸引，这就是阴阳升降的运动。阴阳二气在相互交临的界面上发生了剧烈的运动，产生了一系列的变化，在这运动中，阴阳相互交错融合产生了新的生命物质。所以《素问·至真要大论》曰："本乎天者，天之气也，本乎地者，地之气也，天地合气，六节分而万物化生矣。"正是有了天地运动，才形成化生了万物。

所谓"形气相感""动静相召，上下相临，阴阳相错""升降相因"，实际上讲的都是天地阴阳的矛盾运动，正因为这种运动使地球得以形成，并为生命的产生创造了特殊的也是必不可少的环境，在漫长的运动过程中，地球上终于产生了能够自我建设、自我更新的生命体，最终进化出了人类。

恩格斯曾经指出："生命是整个自然的结果。是在整个自然联系所给予的一定条件下产生的。"中医学理论体系在缺乏实验手段的情况下，应用阴阳五行、精气哲学思想对天地的阴阳运动作了客观的分析，将生命的起源放在整个自然的阴阳运动的大系统中加以研究，从而得出了"天复地载，万物方生"的正确结论，获得了对生命起源的正确认识，取得了极大的成功。

第二节　媾和胎元育　百家众说绘

在中华民族数千年的血脉赓续中，中医理论体系对胎产生殖有了深刻的认识，并作出了各具历史特色的发挥阐释。这些认识与阐释往往受到传统哲学"天人合一"整体观的影响。《吴医讲汇·人身一小天地论》："人禀健顺之德，以生五行之气，隐于五脏，见于六腑。呼吸，即阴阳运输也；津液，即雨露灌溉也；光泽，即花木荣繁也；耳目，即日月晦明也；人身一小天地，信哉……上应天光、星辰、象纬，下副四时、五行、贵贱，以明三部九候，以察八正、八风、阴阳、升降，配天象地之说，是在神悟灵机，心识微妙者矣。"同时，中医是一门唯物主义的科学学科，在人的生成过程中尤其重视自然提供的物质基础，如"天覆地载""形气相感""精气生物"。这些认识引导中医理论从父母源头，先天禀赋角度认识胎儿生长发育和生理病理过程，孕育丰富了中医理论体系的胎产部分，现举隅如下。

（一）脏腑

脏腑属于中医理论体系的"藏象学说"。"藏"，指藏于体内的脏腑与脏腑之气及其运动，是以五脏为中心的五个生理功能系统。中医理论认为母体的脏腑气机对胎儿的生长发育与生理病理有重要影响。《胎产指南》："脾胃弱，饮食少，则虚症百出，孕成数堕，或产子不寿，必资药力以助母安胎寿子也。"认为脾胃虚弱，气机异常会导致发育中止，胎儿早夭。

除去脾胃外，肝肾二脏也被认为与胎儿孕育发展有紧密关联。《胎产指南·堕胎辨》："若怒伤肝，劳伤肾，致二脏失，相火耗血动气，未有能保孕之不漏不堕。"反之，若欲怀胎种子，则宜滋养肝肾，《胎产指南·种子章》："男子宜服地黄丸，以补左肾之阴，加杜仲、苏蓉、巴戟、补骨、沉香，以补右肾之阳。"论述了父母脏腑功能对胎儿发育的影响。

（二）物质

精、气、血、津液是构成和维持人体生命活动的基本物质。精、气、血、津液既是脏腑、经络、形体、官窍等功能活动的产物，又是其功能活动的物质基础。其中，又以"气""血""精"三者在胎儿形成发育中为要。

《胎产指南》："凡孕妇脾胃旺而血气充，则胎安而正，产子精神而寿。"明言母体之气血对于胎儿保存的重要作用。又曰："生育者，必阳道强健而不衰，阴癸应候而不愆，阴阳交畅，精血合凝，而胎元易成矣"则阐释了父母精血在胎儿孕育中的重要作用。"女子宜服乌鸡丸，以养其血气，调其经候，斯为得理"更是给出了调养气血以安胎养胎的方药。反之，如若气血不充，精血不荣则"孕成数堕"，朱丹溪对此亦有"血不足以荣养其胎而堕胎者，犹枝枯而果落，藤萎而花堕也"的认识，足见基础物质在胎儿生长发育中的重要作用。

（三）情志

《灵枢·本脏》："人之血气精神者，所以奉生而周于性命者也。"除去基础物质的组成和蕴养外，胎儿的生长发育亦受"神"的调节，神以精、气、血、津液为物质基础，又对这些基本物质的生成、运行及功能等发挥调节作用。其中主要体现为母体情志对胎儿生长发育的影响。

《胎产指南》明言："盖女子以身事人而性多躁，以色悦人而情多急，稍不如意，即忧思怨怒矣。忧则气结，思则气郁，怒则气逆，怨则气阻。血随气行，气逆血亦逆，此平心定气为女子第一要紧也。""故种子者，男则清心寡欲以养其精，女则平心定气以养其血。"阐释了母体情志对于气血等基础物质的影响，继而对胎儿生长发育发挥间接作用。

"怒劳致堕，由已自招"，轻微短暂的情志波动是情绪活动的正常表现，不至于对机体造成损害，而强烈持久的刺激，则可影响母体，波及胎儿。因此，《诸病源候论》说"欲令子贤良盛德"要"心无邪念，无妄喜怒，无得思虑"。徐之才也指出孕妇应"无悲哀，无思虑惊动"。这种安静平和的情绪状态，对母体胎儿都是难能可贵的。

反之，则"不知御神，则荡心倾，不知御形，则盈必亏"，若"其母有所大惊，气上而不下，精气并居，故令子发为巅疾也"。说明母体的情志波动对胎儿的生理病理均有深刻影响。

(四) 经络

《灵枢·经别》:"夫十二经脉者,人之所以生,病之所以成。"经络,是脏腑相连的基础,是物质运输的通道。北齐徐之才著《逐月养胎法》,将全部妊娠过程联系在脏腑经络的支配之下,以五行相生,脏腑阴阳为依据,将妊娠过程归纳为生、长、壮、老、已五个不同阶段。一月、二月分为足厥阴肝经足少阳胆经所主,五行属木,三月、四月手分为厥阴心包经、太阳小肠经所主,五行属火,五月、六月分为足太阴脾经、足阳明胃经所主,五行属土,七月、八月为手太阴肺经、手阳明大肠经所主,五行属金,九月、十月为足少阴肾经、足太阳膀胱经所主,五行属火。并以此为依据,逐月分经养胎。

除去以经络归纳胎儿的发育阶段外,经络的通畅也与胎儿的生长发育息息相关。《达生编·保胎》:"气血流通,筋骨坚固。胎在腹中。习以为常。以后虽有些微闪挫。不至坏事。"提倡适当的劳动保障经脉中气血通畅,有利于保护胎儿的正常发育。

(五) 饮食

妊娠饮食禁忌在我国古代积累了极其丰富的经验,历代医家颇为重视。《医心方》引述《养生要集》《崔禹锡食经》以及《产经》的有关论述,专设"妊娠禁忌法"一节。孙思邈提出"割不正之食",程钟龄则特别指明:"有孕之后,凡忌食之物,切宜戒谨。"《证治准绳》也曰:"一受孕之后切宜忌不可食之物,非惟有感动胎气之戒,然于物理亦有厌忌者,设或不能禁忌,非特延月难产,亦能令儿破形母损,可不戒哉!"足见饮食对于胎儿发育的重要影响。

1. 偏食五味 由于五味入脏"各归所喜攻",因此,对妊娠妇女的摄食,不及与太过更易造成不同于一般人的病变。《产经》:"妇人胎妊时,多食咸胎闭塞,多食苦胎乃动,多食甘胎骨不相著,多食酸胎肌肉不成,多食辛胎精魂不守。"指出妊妇过食五味对胞胎发育的影响。女子以血为本,血虚而引起腹痛,胎动不安,胎漏子烦等证候,如过食咸"则脉泣而变色"。血脉凝泣,则胎脉闭塞,脉失所养。故"血病多无食咸"。再如,"多食甘,则骨痛而发落。"所以《产经》说"多食甘,胎骨不相著"。明代万全所著《妇人秘科》论述养胎时说:"多食酸则伤肝,多食苦则伤心,多食甘则伤脾,多食辛则伤肺,多食盐则伤肾。随其食物,伤其脏气,血气筋骨,失其所养,子病自此生矣。"总之,偏食五味不仅伤及妊妇五脏,还可直接影响胎儿的正常发育。

如《圣济总录·妊娠统论》将许多畸形儿的产生都归结为偏食五味所致。"形质不全者,皆孕妇择食之时,不得其气味,故斜视觑短,偏瞽双盲,手挛足陂,腰伛背偻,此肝形之不备也;言迟语吃,或哑或聩,神气昏塞,此心形之不备也;胸背凸凹,舌短唇缺,此脾形之不备也;毫毛疏薄,发鬓秃落或毫毛通白,皮肤偏赤,此肺形之不备也;毛发焦黄,形体黑小,五硬五软,数岁不能行,此肾形之不备也。由是孕妇择食,假其气味,生成五脏,一有不备,病辄随之。"可见孕妇绝不可偏食五味。

2. 食物不正 食物不正多指食物不洁不正,或怪味生冷、肥浓重浊、辛辣炙博、干硬之物,亦指大饥大饱,饥饱失宜。

一般认为孕妇不宜食犬马、蟹鳖、毛蚶、辣椒等不正不洁,怪味生冷、辛辣炙博之物,否则易损伤脾胃,而宜食有营养易消化的食物,诚如《达生篇》所说:"饮食宜淡荡,不宜肥浓,宜甘平。"《万氏妇人科》也说:"妇人受胎之后……淡滋味……常得清净和平之气以养其胎,则胎元完固,生子无疾。"

中医理论认为膏粱厚味,滋腻肥浓和辛辣炙博之品,能助湿化热生火,孕妇多食之后,易致胎热、胎动、胎漏、胎肥、难产,或婴儿多发疮疡肿毒,目赤便秘等。因此,孕妇切忌肥浓重浊,辛辣炙博之品。

同时,孕妇应"无大饥,无甚饱",以保护脾胃功能,有利于孕妇对营养的吸收。若孕妇大饥大饱,脾胃功能损伤,最终会导致营养缺乏,从而影响母体和胎儿身心发育健康。

(六) 外因

《达生编·补遗》:"犯时微若秋毫。感病重如山岳。可不慎哉。"所言即是外感病邪的危害。

两精相合,胎体主要器官正在萌发时,如有外来有害干扰,极易导致发育畸形。因此,妊娠的最初两三个月是胎儿发育正常与否的决定性阶段。在此关键时刻外界可能致畸因素很多,其中感染对胎儿的威胁是最大因素之一，特别是病毒感染。现在已经证实，除风疹病毒外，还有多种病毒，可通过胎盘损害胎儿，对胎儿产生不良影响。如风疹、疱疹、流行性感冒、肝炎等病毒。

为了胎儿的健康生长发育，应做到谨防四时寒温。妇女受孕以后，由于体表形质、脏腑气血变化，气血聚以养胎，抵抗力降低，外邪容易乘虚而入，要注意预防各种外感热病，流行时邪。《育要家秘》说："如风则伤肝，热则伤心和肺，湿则伤脾，寒则伤肾，此天之四气所伤也……是以风寒暑湿则避之。"《大生要旨》也说："慎寒温，胎前感受时邪，或感染伤寒时证，郁热不解，往往小产堕胎。"指出孕妇感染时邪，可致胎儿于死命。

北齐徐之才在1 400多年前就已经强调孕妇必须"密腠理""避寒殃""深其居处，厚其衣裳"以预防外邪侵袭。若一旦罹患病邪，则胎儿"寒多坏不成""热多为卒惊"，遗留"胎病"。徐氏这种认识较现代围产医学关于孕妇患病毒感染可致胎儿畸形和先天性疾患的认识要早十四个世纪，实为可贵。为此，孕妇在妊娠期间必须谨避四时寒温，要顺应四时气候变化，春暖、夏热、秋凉、冬寒，随时序而适其寒温，对六淫及疫疠应避之。

第三节　胚胎发生与发育

车尔尼雪夫斯基曾经说过："生命是美丽的，对人来说，美丽不可能与人体的正常发育和人体的健康分开。"生命复杂而又美妙，从微观的细胞到宏观的器官系统，你是否好奇生命的初始阶段和胚胎发育的奇妙之处？你知道生命开始于受精卵吗？生男生女由谁决定？预产期如何推算呢？让我们一同领略胚胎发生与发育，这个神秘而奇妙的领域。

一、探秘生命之初

每个人曾经都是一个微小的受精卵，而这个受精卵在母体的温暖环境中开始了令人惊叹的生命之旅。

在进化的过程中，人类观察到雌、雄动物通过交配育种，雌花经过雄花授粉后就会结果实。那么，人类胚胎是如何形成的呢？人类对胚胎发生发育过程的认识是从迷信和种种臆测开始，逐渐转向对实物的观察和研究。

胚胎学是研究从受精卵发育为新生个体的过程及其机制的科学。研究内容涉及生殖细胞形成、胚胎发育、胚胎与母体的关系、先天性畸形等，是从进化的角度，探秘胚胎发育的来龙去脉。

随着胚胎学研究领域的不断发展，人们开始利用其理论和技术去改善和调控人类的生殖过程，逐渐形成了各种形式的辅助生育技术，建立了生殖工程学。1978 年 7 月，在英国诞生了世界第一例试管婴儿，这个试管婴儿被命名为"路易斯·布朗"，她在一个代孕母亲的子宫中成功出生，体重为 5.5 磅（1 磅≈0.45 千克），身体健康。1988 年 3 月，在北京大学第三人民医院诞生了中国大陆首例试管婴儿（图 6-1）。

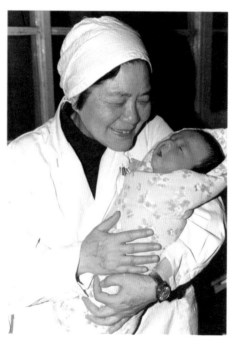

图 6-1　中国大陆首例试管婴儿在北京大学第三人民医院诞生

（一）胚胎学的主要分支学科

胚胎学的主要分支学科包括描述胚胎学、比较胚胎学、实验胚胎学、化学胚胎学、分子胚胎学和生殖工程等。其中描述胚胎学侧重于形态演变，是其他胚胎学分支学科的基础。描述胚胎学主要应用组织学与解剖学等技术方法，如光学显微镜技术和电子显微镜技术，通过将不同阶段的胚胎做成组织切片，观察胚胎发育的形态演变过程，包括外形的演变、从原始器官到永久性器官的演变、系统的形成，以及细胞的增殖、迁移和凋亡等，再进行研究和描述的学科。

（二）人胚胎发育的三个时期

胚胎发育是一个复杂、有序的动态变化过程。人胚胎在母体子宫中发育经历 38 周（约 266 日），可分为胚前期、胚期和胎期三个发育阶段。

1. 胚前期　从受精到第 2 周末，受精卵形成到二胚层胚盘出现。

2. 胚期　从第 3 周到第 8 周末，细胞迅速增殖分化，形成各种器官、系统，演变为初具雏形胎儿的过程。

3. 胎期　从第 9 周至出生为胎期，胎儿生长，各系统继续发育并出现功能活动，胎儿逐渐长大至成熟娩出（图 6 - 2）。

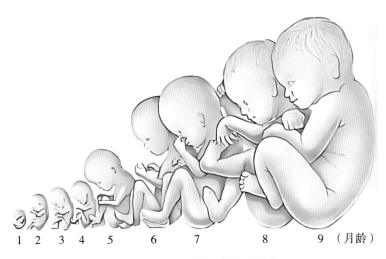

图 6 - 2　不同月龄人胚胎的发育

（三）预产期如何推算呢？

胚胎龄推算的方法有月经龄和受精龄两种。月经龄是从孕妇末次月经的第 1 日开始计算胚胎龄，至胎儿娩出共计 40 周（约 280 日），临床上常用月经龄推算预产期；受精龄是以受精之日为起点推算胚胎龄，共计 38 周（约 266 日），是胚胎发育的实际时间。

因为卵巢排卵一般发生在月经周期的第 14 日左右，所以月经龄比受精龄大 2 周。胚胎学者常用受精龄计算胚胎龄。下面就以受精龄的计算方法为依据，描述不同阶段胚胎的发生与发育情况。

二、胚胎发生与发育

（一）生殖细胞和受精

1. 生殖细胞　生殖细胞又称配子，包括卵子和精子。

（1）卵子的发生和成熟：卵子发生于卵巢，成熟于受精过程。卵子的成熟包括细胞核的成熟与细胞质的成熟。①细胞核的成熟是受精的先决条件之一，表现在成熟卵泡排出的次级卵母细胞处于第二次成熟分裂的中期，待受精时完成第二次成熟分裂，产生卵子；次级卵母细胞若未受精，在排卵后 12—24 小时退化。②细胞质的成熟表现在储备的核糖体、mRNA被激活，细胞的代谢率增高，蛋白质合成加快，为以后的细胞分裂做好准备。高龄女性，可能因卵母细胞活性差，导致受孕困难；卵细胞胞质内的营养不足，细胞功能低下，导致胚发育迟缓。

（2）精子的发生和成熟：精子发生于睾丸。在睾丸生精小管中形成的精子，运动能力很弱，须在附睾中停留 2—3 周，才具有定向运动的能力，达到功能上的成熟。但是尚无释放顶体酶、穿过卵子周围的放射冠和透明带的能力。这是由于精子头的外表面被一层来自精液中的糖蛋白覆盖，能阻止顶体酶释放。当精子通过子宫和输卵管时，这些糖蛋白被去除，从而使精子获得使卵子受精的能力，此现象称获能。精子的受精能力大约可维持一日。

2. 受精　精子与卵子结合形成受精卵的过程称受精，受精为人体胚胎发生发育的起始点，一般发生在输卵管的壶腹部。

（1）受精的条件：①具有成熟的生殖细胞。②精子与卵子需要在限定的时间内相遇。受精多发生于排卵后的 12 小时内，精子在女性生殖管道内，受精能力一般只能维持 24 小时。③生殖细胞的质量好，有足够数量的精子。④男女性生殖管道通畅。例如，淋病导致女性输卵管粘连，相当于局部人工结扎。⑤激素水平稳定。例如，多囊卵巢综合征患者，由于压力大等因素，出现月经不调、肥胖和不排卵等症状。

（2）受精的过程：受精是一种复杂的严格有序的生理活动，其过程大致如下。①顶体反应：精子顶体释放顶体酶的过程，使精子穿越卵子周围的放射冠和透明带，与卵细胞膜接触，从而开始受精。②精子的胞膜与卵细胞膜融合。③单精入卵。④受精卵形成：成熟的卵子和精子的细胞核膨大，分别称雌原核和雄原核。雌原核和雄原核逐渐在卵细胞中央靠近，核膜随即消失，染色体混合，同源染色体配成 23 对，形成二倍体的受精卵，又称合子。

（3）受精的意义：①受精标志着一个新个体生命的开始。②恢复二倍体核型：既发生遗传，又发生变异，新个体不仅具有父母双方的遗传特性，而且有自己新的特征。③受精决定新个体的遗传性别：胚胎的遗传性别由性染色体决定。若带有 Y 染色体的精子（23，Y）与卵子（23，X）结合，胚胎发育为男性；带有 X 染色体的精子（23，X）与卵子（23，X）结合，胚胎发育为女性。

（二）胚的外形特征

第 1 周，受精。受精卵的早期分裂称卵裂。卵裂形成的子细胞称卵裂球。受精后的第 3 日，形成一个由 12—16 个卵裂球组成的实心胚，称桑葚胚。受精后的第 4 日，桑葚胚进入子宫腔，其细胞继续分裂发育，当卵裂球增至 100 个左右时，细胞间出现一些小腔隙，且逐渐融合为一个大腔，腔内充盈来自子宫腔内的液体。此时透明带溶解，胚呈囊泡状，称胚泡。胚泡进入子宫内膜的过程称植入，又称着床。植入开始于受精后第 5—6 日，植入部位常在子宫体部或底部，最常见于子宫后壁中上部。

人胚发育的第 2 周，胚泡植入过程中，内细胞群增殖分化，逐渐形成由上、下两个胚层构成的圆盘状的胚盘，称二胚层胚盘。植入于受精后第 11—12 日完成。包在胚胎及其附属结构的最外面绒毛膜形成，绒毛膜直接与子宫蜕膜接触，为早期胚胎发育提供营养和氧气。

第 3 周，形成由内、中、外三个胚层构成的梨形的胚盘，称三胚层胚盘。在脊索的诱导下，其背侧中线处的外胚层增厚呈板状，称神经板。神经板中央沿长轴向中胚层方向凹陷，称神经沟，其两侧隆起称神经褶。邻近脊索两侧的中胚层细胞增殖，形成轴旁中胚层，它随即裂为左右对称的块状细胞团，称体节。

第 4 周，伴随三胚层的分化，胚盘边缘向腹侧卷折成头褶、尾褶和左右侧褶，扁平形胚盘逐渐变为圆柱形的胚体。胚内原始循环系统建立，脐带与胎盘形成。神经管形成，体节 3—29 对，鳃弓 1—2 对，眼鼻耳原基初现。

第 5 周，胚体屈向腹侧，可分头尾。鳃弓 5 对，肢芽出现，手板明显，体节 30—44 对。

第 6 周，胚体头部比例大，肢芽分为两节，上肢较下肢发达，足板明显，视网膜出现色素，耳廓突出现。

第 7 周，颜面形成。手足板相继出现指趾雏形，体节消失，乳腺嵴出现。

第 8 周，手指足趾明显，指趾出现分节，眼睑出现，尿生殖膜和肛膜先后破裂，外阴可见，性别不分，脐疝明显。

（三）胎儿外形的主要特征

第 9 周，眼闭合，外阴性别不可辨。

第 10 周，肠襻退回腹腔，指甲开始发生，眼睑闭合。

第 12 周，外阴可辨性别，颈明显，指甲开始发生。

第 14 周，头竖直，下肢发育好，趾甲开始发生。

第 16 周，开始有胎动，耳竖起。

第 18 周，胎脂出现。

第 20 周，头与躯干出现胎毛。

第 22 周，皮肤红、皱。

第 24 周，指甲全出现，胎体瘦。

第 26 周，眼睑部分打开，睫毛出现。

第 28 周，眼重新打开，头发出现，皮肤略皱。

第 30 周，趾甲全出现，胎体平滑，睾丸开始下降。

第 32 周，指甲平齐指尖，皮肤浅红光滑。

第 36 周，胎体丰满，胎毛基本消失，趾甲平齐趾尖，肢体弯曲。

第 38 周，胸部发育好，乳房略隆起，睾丸位于阴囊或腹股沟管，指甲超过指尖。

三、双胎、多胎和联体双胎是怎样发生的？

（一）双胎

双胎又称孪生，指一次娩出两个新生儿。双胎有两种，包括双卵双胎和单卵双胎，其发生率约占新生儿的1％。

1. 双卵双胎　双胎来自两个受精卵，占双胎的大多数，有家族性，且发生率随母亲年龄的增长而增加。这种双胎有各自的胎膜和胎盘，性别、相貌及生理特性等也有差异，如同一般的亲兄弟姐妹，仅年龄相同。

2. 单卵双胎　来自同一个受精卵的双胎。由于孪生儿的遗传基因完全相同，因此性别一致，相貌相似，体态、血型、组织相容性抗原等生理特性相同，双方器官移植时不会发生排斥反应。

单卵双胎的形成机制：①一个受精卵发育为两个胚泡，它们各自植入，两个胎儿有各自独立的羊膜腔和胎盘。②一个胚泡形成两个内细胞群，各发育为一个胚胎；每个胚胎在各自的羊膜腔内发育，但共享一个绒毛膜和胎盘。③一个胚盘上形成两个原条与脊索，形成两个神经管，诱导、发育为两个胚胎；孪生儿同位于一个羊膜腔内，共享一个胎盘。

（二）多胎

多胎指一次娩出两个以上新生儿。其发生率很低，三胎约万分之一，四胎约百万分之一。多胎的形成原因有单卵性、多卵性和混合性，其中混合性多胎较常见。多胎数目越多，发生率越低，但畸形率、流产率、死亡率随之增高。使用促排卵药物治疗排卵障碍的妇女，容易导致多胎发生。

（三）联体双胎

联体双胎指两个未完全分离的单卵双胎。当一个胚盘上形成的两个原条，发育为两个胚胎时，如果两个原条靠得太近，使两个胚体分离不完全，一个或几个部位相连，称为联体双胎。联体双胎分为对称型和不对称型两类。

第四节　赓续中华血脉，再续民族薪火

一、概述

《胎产书》是现存的最早妇产科专著，书中对妊娠按月养生提出一些见解，反映了当时对妊娠、胎产卫生的认识。由此可见早在距离现今两千年前的华夏儿女对于胎产生殖的重视程度。而胎产生殖的重要性不仅是对于个人和家族层面，而且对于中华民族的振兴和延续起着至关重要的作用；而《胎产书》的问世对现代医学和中国传统医学不仅有一定的指导意义，还具有一定民族文化价值与意义。

二、《胎产书》中的农耕文明与文化

中华民族的存续和繁荣离不开土地，中华文明是靠土地养育的作物而绵延至今，中华文明区别于游牧文明和西方的商业文明，中华文明是依靠土地上生长出来的粮食自给自足的农耕文明，会形成以家族或是村落为单位的社会，而这样的社会形成的文化是缺乏变动的，缺乏变动的文化里，长幼之间发生了社会的差别，年长的对年幼的具有强制的权力，这是血缘社会的基础。血缘的意思是人和人的权利和义务根据亲属关系来决定。亲属是由生育和婚姻所构成的关系。血缘，严格说来，只指由生育所发生的亲子关系。生育是社会持续所必需的，任何社会都一样，在农耕为主导的社会用生育所发生的社会关系来规定个人的社会地位。这样才会使生产力不那么发达的社会达到稳定，社会的稳定是指它结构的静止，填入结构中各个地位的个人是不能静止的，他们受着生命的限制，不能永久停留在那里，他们是要死的。血缘社会就是想用生物上的新陈代谢作用和生育，去维持社会结构的稳定。血缘是稳定的力量。

在农耕文明的社会，不可否认的是男性的劳动力价值大于女性，因此，在农耕社会则更偏向于生育男孩，当时的《胎产书》中则记载了许多通过相关手段，从胎儿埋胞择地到逐月发育生长，再到孕期保健中的起居、房事、胎教和饮食都面面俱到地提及了胎儿生长状态、性别规律和母体滋养等，例如：妊娠两个月的时候称为"始膏"，此时在胎儿体内开始生长膏滋。在这个阶段的孕妇不要吃辛辣和带有臊气的食品，生活的环境一定要安静，如果想让孕妇生男孩子就不能过分操劳，消耗体力。否则易于使四肢百节生病，这时就叫做"始藏"，意思就是孕妇的生活起居必须开始逐步收敛；可以给身怀有孕的妇女煮白蟒蛄吃，只吃这一种药，不仅可以让出生的孩子容颜美好，还有在分娩时容易产生的效用。如果想让出生的孩子强健有力，可以在分娩前让产妇吃母马肉等。可见《胎产书》对于胎儿发生和生长的重视，也体现了在农耕社会中新生命不仅仅是新生的劳动力，也是中华文明的赓续。

三、《胎产书》胎儿发育中的中医药与养生文化

《黄帝内经》："天之在我者德也，地之在我者气也。德流气薄而生者也。故生之来谓之精。""人始生，先成精，精成而后脑髓生，骨为干，脉为营，筋为刚，肉为墙，皮肤坚而毛发长。"由上述可知，"先天"是指禀受于父母的"两神相搏"之精，而父母相合所成的先天之精的影响因素众多；在埋谷种子阶段，父母的体质、身体状况均有很大关系；在胎儿的生长发育阶段更是如此，胎儿的发育不仅与父母交合最本源的先天之精相关，也与胎儿在母体内十个月所摄取的营养、起居日常、运动与情志相关。因此，在《胎产书》的指导下关于孕期胎儿和母体的饮食、起居与情志调节都有相关记载，逐渐形成了胎儿发育阶段的养生观念和文化，而后世以《胎产书》为指导，中医妇科学对孕期胎儿发展进行研究，而对于孕妇和胎儿来说，孕期中药和方剂主体分为两类，一类是禁忌中药，另一类是有利于母体和胎儿生长发育的中药。

依据不同的辨证与孕妇体质用以养胎、安胎的中药又可分为清热安胎用黄芩，健脾安胎用白术，"胎前宜清"，黄芩味苦性寒，为清热安胎的主要药物；孕妇的脾胃健强，胎儿的营养充足，胎气自固，反之，若孕妇脾胃虚弱，易于损伤胎气，白术是健脾安胎的主要药物。在《备急千金要方》中早有用白术配黄芩、白芍药安胎之专用方，后世有安胎白术散、健脾资生丸等方，都以白术健脾安胎为主；与此同时，许多孕妇食用的中药材都是药食同源的，例如和胃的糯米与砂仁，妊娠早期常见有胃气不和之呕吐恶心、不思饮食等恶阻之证，和胃安胎是首选之法，中成药中香砂六君子丸即可以治妊娠恶阻，而糯米多胶黏之性，煮粥食之，有安胎之用。由于孕期摄入的营养是要同时输送给孕妇和胎儿，因此，在现实中常见孕妇气血不足，从而使用较为补益气血的中药如熟地黄、阿胶、芍药、当归身等，母体的血液是维持胎儿生长的重要物质，如果孕妇血虚，最为影响胎儿，成方的胶艾四物汤即以四药为主，既可养血安胎，又能止血止漏。母体元气充沛，胎气自然牢固。如果孕妇元气不足，会出现中气不足，小腹有下坠感，或见小便不通等较为危急的症状。补气安胎是常用大法，黄

芪、党参、人参是常用的补气药物。香砂六君子丸中就由人参、白术、砂仁等药配合而成，既可健脾和胃，又能补气安胎，对母体有和胃健脾的作用，对胎儿有安胎养胎的作用。"肾为先天之本。"这句话说明了肾气在对于人体生长发育阶段的重要作用，妊娠时期母体亟须肾气充足，胎儿易生长成熟；又谓"腰为肾之府"，孕妇肾虚，会出现腰酸，因此，补肾安胎一法是不可缺少的。常用药有菟丝子、杜仲、续断、桑寄生、山茱萸等。寿胎丸就是由菟丝子、桑寄生、阿胶等药组成的，既可补肾安胎，又能强腰、止血。

胎儿发育中的养生文化，不只是囿囿于中药和方剂，在针灸和经络中也有所体现，逐月分经养胎理论，是基于《胎产书》等妇科专著对胚胎发育过程的观察，以母胎的生理病理现象与经脉的联系为主线，即无论实际妊娠的起始时间，最初的胎儿发育与调护均需以母体的肝经为重，其后各妊娠月份与相应经脉也有类似关联，直至妊娠结束。这种"肝（胆）心包（三焦）脾（胃）肺（大肠）肾（膀胱）"的顺序与五行相生规律相符，将妊娠十个月归纳为生、长、壮、老、已（生长化收藏）五个阶段，从而依据不同的妊娠时期，并结合不同的经络和五行理论进行胎儿在母体生长发育期间的养生保健。

四、《胎产书》中的民族智慧与薪火相传

生产生活是保障人民生活的重要社会活动，而生产力则在生产生活中占主导地位，又是我国古代智慧的劳动人民，集术数、天文、医学等各领域知识并结合实践所得的经验，纂成历史上最早的妇产科专著，以指导生产生活与民族赓续。

《胎产书》的养胎内容主要有三类，第一类是保胎，防止流产等事故的发生，例如要求在怀孕第二个月的时候禁止性生活以及怀孕初期应该静处等。第二类对孕妇饮食起居的要求，特别是在饮食上可谓细致入微，由怀孕初期的清淡逐渐增加肉类摄入，尤其是在怀孕五月时，要求孕妇增加阳光照射，《胎产书》解释为驱逐寒气，是通过晒太阳而补钙，保证孕妇不因胎儿生长而导致钙流失。其间还有一些食疗的方法，例如对于喝鳝鱼汤的要求，鳝鱼在《山海经》里就有著录，但鳝鱼益气血，补肝肾，强筋骨，祛风湿，是滋补孕妇的佳品。时隔数千年，依旧沿用至今。第三类是所谓的"内象成子"，非礼勿视，非礼勿听，非礼勿言，非礼勿动，不要让不好的环境和外界因素干扰孕妇的情绪和心态，让孕妇和胎儿保持正常健康和良好的状态，确保孕妇和胎儿的身心健康。《胎产书》中还有涉及胎教方面的知识。

随着现代医学的发展，胎产生殖健康的理论和方药无论是中医还是西医都逐渐完善，中华民族一大智慧在于取长补短，用其所长，用中药的保胎安胎养胎之法，为胎儿的生长发育保驾护航，用现代医学检测手段排查遗传类基本等疾病，及时关注胎儿健康状况，为新生儿的生长发育奉献力量。

《胎产书》是先秦时期中国古人对生育学的知识的总结，是我国目前存世的第一部妇产科专著，《胎产书》养胎思想与现代胎育理论相契合。后世医家在《胎产书》影响下，更加重视养胎思想，并将该思想进一步传承与发展。《胎产书》是华夏历史长河和医学发展中的璀璨明珠，也是中华人民历史的结晶。

第五节　助大国战略，圆小家幸福

一、概述

生命的诞生不仅具有生物上的意义，还是新生命的形成。《周南·螽斯》言："螽斯羽，诜诜兮。宜尔子孙，振振兮。螽斯羽，薨薨兮。宜尔子孙。绳绳兮。螽斯羽，揖揖兮。宜尔子孙，蛰蛰兮。"对于一对夫妻来说，生命的诞生是爱情的美好结晶，对于一个家庭来说是香火的延续，对于和谐社会来说是劳动力的不断补充与更新，对于一个民族和国家来说是富强和振兴的希望。费孝通曾言："生殖本是一种生物现象，但是为了要使每个出世的孩子都能有被育的机会，在人类里，这是基本的生物现象——生殖，也受到了文化的干涉。"人口是社会存在发展的基础，也是社会生活的主体，家是最小国，国是最大家，新生命的到来对于父母个人、家庭、社会和国家都有着积极向上和非凡的意义。

二、我们见面啦，家庭幸福满

在《胎产书》中有众多养胎安胎的方法，无论是内服还是外敷，充分体现了一个家庭对新生命的重视与期待，新生命的诞生也表示一个家庭的完整，也为一个家庭注入了新的力量。中华民族历来重视家庭，正所谓"天下之本在家"。尊老爱幼、妻贤夫安、母慈子孝、兄友弟恭、耕读传家、勤俭持家、知书达礼、遵纪守法、家和万事兴等中华民族传统家庭美德，铭记在中国人的心灵中，融入中国人的血脉中，是支撑中华民族生生不息、薪火相传的重要精神力量，是家庭文明建设的宝贵精神财富。家庭是社会的基本细胞，是人生的第一所学校。不论时代发生多大变化，不论生活格局发生多大变化，我们都要重视家庭建设。苏轼一首《洗儿》："唯愿孩儿愚且鲁，无灾无难到公卿。"既表达出了父母对孩子的期望，也表现出了父母对孩子深深的爱意。

（一）新生命为家庭带来了蓬勃的朝气

《胎产书》中开篇第一句："我欲殖人生子，何如而有？"则充分地体现了一对夫妻希望生育时，则从身体机能到交合前后的注意事项，再到受精卵形成的，后续十月养胎的众多方法与须知，深刻认识到新生命对于父母的重要性，也意识到新生儿对于家庭意味着生命，同时，婴孩要有机会长大成人，不但要得到适当的营养，还要得到适当的教育。这项重要的工作一定要有人负责。我们若观察任何地方生活的孩子，总能见到他周围有不少人向他负责的，并且这些人各有各的责任，不紊乱，也不常逾越。在这些人中，最主要的人物是这孩子的父母，父母是抚育孩子的中心人物，而父母与孩子是构成家庭最基本的元素。

《大学》言："天下之本在国，国之本在家。"家庭是社会的细胞。家庭和睦则社会安定，家庭幸福则社会祥和，家庭文明则社会文明。历史和现实告诉我们，家庭的前途命运同国家和民族的前途命运紧密相连。我们要认识到，千家万户都好，国家才能好，民族才能好。国家富强，民族复兴，人民幸福，不是抽象的，最终要体现在千千万万个家庭都幸福美满上，体现在亿万人民生活不断改善上，而家庭的幸福是靠家庭的每一位成员不断奋斗出来的，新生命的到来给每一个家庭都注入了新的动力，让父母为成为孩子更加夯实的后盾，提供更良好的教育而努力和奋斗。

《豳风·鸱鸮》篇写到："鸱鸮鸱鸮，既取我子，无毁我室。恩斯勤斯，鬻子之闵斯。迨天之未阴雨，彻彼桑土，绸缪牖户。今女下民，或敢侮予？予手拮据，予所捋荼。予所蓄租，予口卒瘏，曰予未有室家。予羽谯谯，予尾翛翛，予室翘翘。风雨所飘摇，予维音哓哓！"写出了父母为保护孩子而无所畏惧。新生命的到来让父母面对困难时更加勇敢和无畏，孩子也成为他们的精神支柱和动力。新生儿的到来为家庭注入了新的动力，同时从单一的夫妻的线性结构变成夫妻、母子（女）和父子（女）的三角结构，使得家庭更加稳定和牢固。

（二）新生命提升家庭的幸福感和满足感

新生命的到来使得简单的家庭关系变得牢固而多样，在中国传统文化和理念的熏陶下，家庭关系成为影响国人幸福感和满足感的重要因素。幸福感是"个体通过实际生活状态和理想生活状态的比较而产生的肯定态度和积极感受"。家庭中新生命的到来会让父母为这个家庭付出更多，而付出和回报在一定时候是成正比的，看到自己的孩子从襁褓中咿咿呀呀的小婴儿到成为社会中顶天立地的一员，这种成就感背后的幸福和满足是任何事情都无法比拟的。

在中国传统文化与教育的熏陶下，大多数人在儒家"孝"文化主导下的以宗法制和伦理制度为保证的神圣的生育心理定势，构成了"百善孝为先""不孝有三，无后为大""传宗接代""多子多福""早婚早育"等传统生育观念，两千多年来一直以其极大的张力影响着中国人的兴衰福祸，以其深厚的承载力支撑着民族的持续发展。因此，在这种传统生育观念的影响下，当家庭达到了杜甫所言的"老妻画纸为棋局，稚子敲针作钓钩"时，则可以体会到家庭所带来的深深的幸福感和满足感。但随着时代的发展，多元文化融合，思想观念的改变和社会经济结构的改变，人们的生育观念和家庭教育理念也发生了相应的改变，但不置可否的是，对于生育意愿较强的家庭来说，新生命的到来是努力工作的动力，是积极向上的信号，也是通向幸福圆满的道路，家庭的幸福感和满足感都得到了提升。

三、国家复兴路，新生有力量

随着现代医学的发展，并重新挖掘中医药的优势，注重对中医古籍中医学知识的运用，例如：马王堆《胎产书》，徐之才逐月养胎法等经典，我国新生儿死亡率大幅下降，《中国妇幼健康事业发展报告（2019）》显示，70 年来，我国儿童健康事业蓬勃发展，取得巨大进步。我国新生儿死亡率、婴儿死亡率和 5 岁以下儿童死亡率分别下降至 2018 年的 3.9‰、6.1‰和 8.4‰，于 2007 年提前 8 年实现了联合国千年发展目标。这对于我国社会发展和民族复兴都有着积极影响，但在经济和社会不断发展的过程中，我国的政策会根据遇到的问题不断调整和完善，使得新生力量在未来的社会建设和国家发展的道路上绽放光彩。

（一）人口红利浪潮背后关于生育的思考

1978—2005 年，中国 GDP 实现了年均 9％的增长速度，这一成绩被称为"中国奇迹"，"人口红利"是造就"中国经济奇迹"最重要因素之一，中国正处于人口红利期。所谓"人口红利"，是指人口转型过程中出现的人口年龄结构优势导致的高劳动参与率，即总人口中劳动力人口比重增加，对国家经济增长产生积极效应。人口红利期是指当生育率迅速下降、少儿抚养比例下降、总人口中适龄劳动人口比重上升，而老年人口比例达到较高水平之前形成的一个劳动力资源相对丰富的时期。在人口老龄化之前，中国人口正值年龄结构较合理、适龄劳动人口比重较大，农业劳动力大量剩余并有进一步转移的潜力的阶段，大量廉价农业剩余劳动力向城市非农产业转移，可为经济增长提供大量机会成本为零的劳动力要素投入。这种人口转型带来的促进经济增长的效应就是中国经济增长的"人口红利"效应。

而相关的生育政策是形成"人口红利"的关键一环，生育政策调整是通过影响育龄妇女的生育率进而影响"人口红利"的，"人口红利"涉及劳动年龄人口规模、少儿抚养比、老年抚养比和总抚养比等人口年龄结构。具体而言，生育政策调整首先通过改变出生人口数量影响少儿抚养比，一定时间后影响劳动年龄人口规模，进而影响老年抚养比和总抚养比。

我们要重视"人口红利"带来的益处，也要关注人口红利背后的隐患，一个国家处于"人口红利"期间，少儿人口减少，从而减少了内需，而内需不足已成为制约中国经济增长的主要阻力；中国生产的产品大多是普通消费品，是需要绝对数量的人口来消费的，少儿人口减少，也是中国市场内需严重萎缩的原因之一，同时，由于需要抚养的孩子少了，父母有更多的时间参加工作，妇女劳动参与率过高，造成就业压力增大。生育率下降过快，少儿抚养过低，劳动年龄人口比重过大，造成劳动年龄人口没能充分就业，一部分"人口红利"被浪费掉了，且人为地降低生育率，会加剧将来的老龄化问题，而严重的老龄化不利于经济的发展，人口老龄化和劳动力比较优势逐步丧失导致经济减速。

（二）生育背后关于人口问题的思考

社会完整是个人健全生活的条件，而社会的完整必须人口的稳定，稳定人口有赖于社会分子的新陈代谢。如马克思所言"人的本质不是单个人所固有的抽象物，在其现实性上，它是一切社会关系的总和"。人口问题是镶嵌于社会发展浪潮中的结构性问题，与社会各因素同构互促，人多与否都对社会发展产生正反两方面的作用，并无好坏之分，需要适应国情而定，如在低生育率的背景下，我国适龄劳动人口不足、劳动力成本上升，削减了未来我国经济社会发展的中坚力量，但这也推动着我国进行产业结构的调整、培养人口质量红利。然而，我们也要认识到保持一定的人口数量对于社会发展有着重要意义。正如费孝通曾指出："社会分子新陈代谢是维持社会结构完整和绵续的机构，抚育孩子不是一件个人可以随意取舍的私事，而有关社会生存和安全的工作。"国家的复兴之路上需要注入新生命的力量。

人口是社会存在发展的基础，也是社会生活的主体，保持适当的人口量是社会进步和国家发展的重要因素。科学把握中国人口发展新形势是解决当前人口生育问题的前提条件。随着经济社会发展进程加速推进，个人自主意识觉醒，住房、医疗、教育等生活成本不断攀升，消费习惯转变等使我国低生育率有其长期性与必然性。在未来一段时间内出生人数将呈持续减少趋势。同时，在经济社会等条件未发生改变时，政策松动所产生的反弹效应也是短暂的。我们在采取举措刺激适龄婚孕人群生育意愿提升的同时，也需积极探求适应人口变动的良策，如着力提高人口素质、提高劳动者的劳动生产率、推动产业结构的转型升级等。

第七章 《胎产书》指导下孕期护理与营养保健

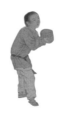

第一节 孕期常见不适与保健

孕期不适症状是指孕妇在妊娠期间出现的生理或心理的不适反应，不仅会导致孕妇的生活质量下降，且可能影响到孕妇的正常工作和生活等。孕期出现不适是大多数孕妇普遍的经历，且在怀孕不同时期会出现不同的不适，但个体所感受的程度具有明显差异，并非每个孕妇都会出现不适。常见的孕期不适症状有恶心呕吐、腰酸背痛、乳房胀痛、尿频、焦虑抑郁、腿脚抽筋、阴道分泌物增加、胃脘灼热、贫血等。以下对 9 种常见孕期不适症状的病理生理机制、中医病机以及调复方法进行阐述。

一、恶心呕吐

恶心呕吐是妊娠头两个月最常见的不适症状，主要表现为呕吐、干呕、食欲不佳等。大约 50％的孕妇会在孕期出现恶心呕吐的症状，其中清晨恶心呕吐最为频发，偶有孕妇全天频发。

多数学者认为恶心呕吐的病理学机制是由于体内激素变化导致胃肠平滑肌松弛，故而发生恶心呕吐症状。同时，不少学者认为，恶心呕吐与孕妇的焦虑情绪有一定的关联。恶心呕吐的中医病机多数是肝气横逆犯胃，导致胃气上逆。叶天士《临证指南医案》有言"女子以肝为先天"。陈自明《妇人大全良方》有言"女子以血为本"。肝藏血，而怀孕需要大量消耗肝血，肝血不足后，肝木乘脾土，导致肝气亢盛从而横逆犯胃，从而出现呕吐、干呕和食欲不佳等症状。

恶心呕吐的调复方法依据症状的严重程度进行调复。恶心呕吐症状较轻时，可以从饮食习惯、心理状态和作息习惯三个方面进行调复。在饮食习惯方面，首先，尽量清淡饮食，少食辛辣刺激食物，避免刺激胃肠道平滑肌；其次，可食用一些对孕期恶心呕吐有改善作用的食物，如生姜水、苹果、柚子、蜂蜜柠檬汁、山楂汁、土豆、饼干等。在心理状态方面，要保持心情的愉快与轻松健康，降低焦虑状态，并避免争吵争执等容易导致孕妇情绪过激的行为。在起居作息方面，要保持环境空气流通，孕妇静卧后要慢慢起床，起床穿衣时动作宜缓慢，同时，日常可进行适当的锻炼。恶心呕吐会造成必要营养物质的丢失，若恶心呕吐症状严重且持续发生，应该及时就医，必要时遵医嘱用药以控制症状。

二、腰酸背痛

腰酸背痛是孕妇妊娠期常见的不适症状之一。随着妊娠时期的推进，孕妇子宫不断增大，孕妇重心前移，为保持身体的平衡，孕妇必须采取头和肩向后仰、腹部向前突、脊柱内弯的姿势。因此，孕妇腰酸背痛的情况会随妊娠时期的推进及胎儿发育的成熟有一定程度的增加。

腰酸背痛的主要原因是腰部和后背肌肉、韧带负担加重，同时，过度紧张、疲倦、抬举重物、妊娠子宫压迫神经以及骨盆关节松弛（尤其妊娠晚期）等也是引起腰背疼痛的重要原因。《诸病源候论》卷四十一有言"肾主腰脚，因劳损伤动，其经虚则风冷乘之，故腰痛"。因此，腰酸背痛的中医病机主要是经脉受损，肾精不足，因虚受风寒或其他外邪入侵所致。肾主腰，因胎儿生长的先天之精来源于母亲的肾精，导致母亲肾精的亏损。同时，胎儿生长发育期间压迫母体经络从而导致母体经气不利，孕妇出现腰酸背痛的症状。

腰酸背痛的调复主要包括以下五点。第一，在日常生活中，孕妇应注意保持良好的姿势，注意休息，避免过度疲倦；第二，静坐休息时，孕妇应注意背部靠在枕头上或靠背椅的扶手上；第三，盘腿坐势有助于预防背部用力，可以多采用盘腿坐势；第四，可以有计划地锻炼，增强背部肌肉强度，如进行每日 3 次的骨盆摆动运动体操；第五，孕妇拾取物品时应注意弯曲膝盖而不弯背部，以保持脊柱的平直。

三、乳房胀痛

乳房胀痛是女性怀孕后乳房部位出现的肿胀、疼痛等不适症状，这是由于乳房在短时间内迅速膨胀引起的，部分孕妇乳房可增加至原来的三倍左右，而乳房体积的增大会牵拉乳房悬韧带，导致乳房悬韧带紧张，从而引起乳房胀痛。此外，孕期女性乳房的敏感度也大大增加，当乳房迅速膨胀时，乳房胀痛感会进一步增强。

从病理生理机制上来讲，乳房胀痛是女性妊娠期间机体中的雌激素及孕激素水平明显升高导致的。在高雌激素水平下，孕妇的乳腺腺管不断发育，而孕激素水平的升高则促进乳腺腺泡的发育，从而导致乳房的不断膨胀，皮肤短时间内受到乳房膨胀的影响，且乳房韧带受到牵拉，导致乳房胀痛感的明显增加。中医认为，乳房属胃，乳头属肝，冲脉所司在肝而又隶于足阳明胃经，故冲脉与乳房、乳头相关；若肝气郁结或痰湿阻滞，女子孕期时冲脉气血充盛，郁滞更甚，令乳络不畅，从而导致乳房的胀痛不适。

孕期乳房调复方法主要有从外治法、内服法和情志调理三个方面。

外治法中，首先，在怀孕期间女性乳头因激素的波动会导致分泌物的增加，因此孕妇在孕期要做好乳头的清洁，同时要积极预防乳头皲裂，清洗乳房时不要用沐浴露或肥皂，采用温热水清洁即可，注意水温不宜过高。如果乳头出现干燥、皲裂迹象，可采用橄榄油、麻油或矿物油涂抹乳头，促进乳头表面结痂状物质变软，及时阻止乳房出现皲裂，降低乳腺感染风险。其次，选择合适的孕妇内衣，怀孕后应穿孕妇专用内衣。由于孕期孕妇乳房的变化，纯棉质地的内衣可减少活动时的乳头摩擦，有效保护乳房。在选择内衣时可购买稍大尺码的内衣，避免由于内衣过紧而影响乳腺组织的正常发育，不过孕妇内衣也不能太大，否则内衣无法有效托起沉重的乳房，而且也不能发挥保护乳腺舒适生长的作用。最后，孕期可进行适当进行乳房按摩，孕期经常做乳房按摩对促进乳房健康有益，有助于软化乳房，促进乳腺管畅通，防止乳房产后下垂，促进树立母乳喂养的信心等。主要的按摩方法有抹推、指按和指击等。抹推法是用左手托住乳房，然后右手的四指抹推乳房，从乳房外上、外下缘向乳头方向和顺序进行，各推抹 3 遍。指按法是先找出中医中的膻中穴及足三里穴，用中指点按这两个穴位，每个穴位 10 秒。指击法是用四指指尖轻轻叩击对侧乳房，并以乳晕为中心进行环状叩击，每次 5 遍。若乳房疼痛明显可采用热水袋热敷的方法来缓解疼痛，此外，冷敷、热敷交替的方法对缓解孕期乳房胀痛也有一定效果。

内治法以饮食调理和中医药调理为主。饮食方面，孕妇可多吃低脂高纤食物，包括食谷类（全麦）、豆类等富含纤维的食物，同时多摄入富含钙、镁、维生素 C、维生素 B 的食物，补充丰富的维生素可以为乳房的发育提供充足的营养。中医药调理方面，出现孕期乳房胀痛，可以在医生辨证指导下，选用疏肝理气兼有调血养血的药物，如柴胡、郁金、川楝子、炒山栀等。同时可依据孕妇的症状与体质配伍活血化瘀的药物，如丹参、赤芍、川芎等。

情志调理方面，孕妇在孕期应保持良好的心态，对于身体发生的改变和不适症状应正确对待，尽量避免精神内耗等不良的心理现象。

四、尿频

尿频是孕妇在孕期尿量明显增加的不适症状，同时，尿频可能会伴随尿痛等症状。在某些情况下，如孕妇咳嗽、擤鼻涕或打喷嚏时，甚至会导致漏尿等情况。在妊娠前期尿频症状较为严重，妊娠 12 周子宫越出腹腔后症状自然消失，妊娠晚期由于胎先露的入盆，膀胱再次受到挤压，尿频现象又重复出现。

尿频的病理生理机制是在妊娠前期是由于子宫的增大压迫到膀胱从而引起尿频。同时，肾脏代谢产物如尿素、肌酐等排泄增多，导致尿量增加，且肾血流量受体位影响，孕妇仰卧位时尿量增加，故夜尿量会多于日尿量。而尿急尿痛等症状，是由于妊娠合并尿道炎、膀胱炎、肾盂肾炎等泌尿系统感染的疾病引起。尿频、尿急和淋沥涩痛的中医病机是膀胱郁热，气化失司。常见分型有阴虚津亏、心火偏亢、下焦湿热三种类型。

孕期尿频、尿急和淋沥涩痛的调复方法主要依据症状和程度决定。若仅是孕期的尿频，则不必为此限制孕妇液体的摄入量，以免影响机体正常代谢过程。可配合指导孕妇做缩肛运动，训练盆底肌肉的张力，帮助控制排尿。在妊娠终止后，尿频症状会自然消失，如果症状持续存在，说明会阴肌肉过度松弛或盆底有损伤，此时应咨询相关专业人士，进行产后康复训练。若孕期出现小便的沥漓涩痛，则需要进行相关的检查和治疗，选择对于胎儿无害的药物进行治疗。同时，在中医理论的指导下，进行辨证论治。若是阴虚津亏所致可以滋阴清热、润燥通淋，用知柏地黄丸等；若是心火偏亢可以清心泻火通淋，用导赤清心汤等；若是下焦湿热可以清热利湿通淋，用加味五淋散等。

五、焦虑抑郁

焦虑抑郁是孕妇在孕期中出现的不适症状之一，一般包括情绪低落、睡眠质量降低、激动、心绪不宁等不良反应。孕期焦虑抑郁严重者会出现神经性头痛等生理不适的症状。

孕期焦虑抑郁的主要是心理因素所致。孕期孕妇体内激素会发生急剧的变化，导致身体也发生很大的变化，比如身材走样、肠胃不适、甲状腺功能亢进等，同时随着妊娠期地推进，孕妇皮肤上会出现不同程度的妊娠纹，孕妇心理压力不断增大，从而导致心态发生改变，甚至心态崩塌。同时，怀孕之后机体可能会出现一些突发状态，如腹部突然疼痛、下体出血、孕吐不止等，不少孕妇因其缺乏医学和孕产相关知识而会对这些突发情况产生多思多虑等心理和情绪问题。孕期焦虑抑郁的中医病机是肝气不调达，肝气不调达的原因有肝血虚、情志因素等。

孕期焦虑抑郁的调理方法，首先，进行适当的有氧运动，调达肝气，使心情愉悦；其次，可以多找人倾诉内心所想，寻求帮助和理解。同时，在空闲时间可以学习孕期知识，以应对孕期突发状况。最后，最重要的是正视自己身体的改变和生理反应，以乐观向上的心态面对所发生的症状。

六、腿脚抽筋

孕期腿脚抽筋主要指小腿腓肠肌发生疼痛性挛缩，孕期任何时期均可出现，通常夜间发生频率较高。孕期腿脚抽筋的病理生理机制系因增大的子宫压迫下肢神经所致，疲倦、寒冷、不合理的体姿以及体内钙、磷比例失调致神经系统应激功能过强，均可促使发作。孕妇自觉腰痛及腿痛等不适，可能与胎盘分泌松弛素使骨盆韧带及椎骨间关节、韧带松弛有关。腿脚抽筋的中医病机是母体气血滋养胞胎，从而导致母体的气血不足，肝主筋膜，血虚导致筋脉失养，从而筋脉拘急不利腿脚抽筋。

孕期腿脚抽筋的调复方法主要从饮食方面和起居生活方面入手。在饮食方面，补充足量维生素，有计划摄取牛奶，必要时按医嘱补钙。在起居生活方面，避免穿高跟鞋以减少腿部肌肉的紧张度；热敷患处，抬高下肢，按摩腿部肌肉，舒缓腿部肌肉紧张度；注意经常变换姿势，避免长时间同一姿势；使用托腹带，缓解耻骨部位压力；坐姿时可铺软垫、减少骶尾部压力；适当运动，增加腰背肌力量。

七、阴道分泌物增加

阴道分泌物增加是妊娠期间常见不适症状。妊娠期间由于激素的作用，机体的新陈代谢旺盛，阴道上皮细胞及宫颈腺体分泌旺盛导致阴道分泌物增多。分泌物为乳白色时属于正常的生理现象，但分泌物较为黏腻，会给孕妇带来不适感。

当发现阴道分泌物增多时，如分泌物为黄绿色或带血伴难闻的臭味，或孕妇反映外阴有明显刺激、瘙痒等症状，需及时检查明确是否有炎症及炎症的性质，并予以相应的治疗。如果属于生理现象，应勤淋浴，常换内裤，保持外阴部的清洁，避免穿尼龙质料内裤。

八、胃脘灼热

胃脘灼热是孕期常见不适症状，孕妇常有反酸、嗳气、上腹压迫感等反应。胃脘灼热的病理生理机制是由于子宫增大造成胃部受压，兼有期胃肠蠕动减弱，胃部肌肉张力低，尤其胃贲门部括约肌松弛致胃内容物倒流入食管下段，食管黏膜受到刺激而产生胃区烧灼感。

胃脘灼热的调复主要在于饮食起居的调整。首先可以在饭前吃些奶油、奶酪等含脂量高的食物，在一定程度上抑制胃酸的分泌。其次要避免进食过多或摄取过多脂肪及油炸食品，同时避免饭后立即卧床。若胃脘灼热较为严重，可在医生的指导下服用氢氧化铝、三硅酸镁等制酸剂，但应避免选用含碳酸氢钠的食物或药物，以免所含的钠离子促使水潴留造成电解质的紊乱。

九、贫血

孕期贫血是指孕妇的血红蛋白含量低于 110 g/L，贫血的同时常会伴有疲劳、头晕、心慌、气短等症状，甚至会影响孕妇食欲。严重贫血可能增加孕妇妊娠期高血压疾病、产后出血、产褥感染、产后抑郁等风险，同时可能会导致胎儿早产、胎儿生长发育迟缓、低出生体重、新生儿窒息等危险。

孕期贫血主要是以缺铁性贫血为主。怀孕时孕妇血容量增加，同时胎儿也在不断生长发育，为了保证自身和胎儿的需求，对铁的需求量也增加，铁的需求量增加而摄入不足，就很容易导致贫血。孕期贫血也受生理因素的影响，妊娠期孕妇血容量平均增加50％，妊娠早期呕吐、食欲不振等，可使血液中的血红蛋白相对降低，或铁、叶酸、维生素等营养物质摄入不足引起血红蛋白不足，当孕妇的血红蛋白低于一定数值时即出现贫血。中医认为，妊娠期间大量的气血滋养胞胎，从而导致母体的气血不足，兼有素体气血不足或脾虚血少，孕后血聚养胎，气血益虚。

孕期贫血的调理方法主要是在日常饮食中增加动物性食品的摄入，多吃肉类、动物血等食品。此外，糖类、粮食、蔬菜、坚果等食物，特别是杏仁、葡萄干、干梅、肾形豆、菠菜、小麦、麦芽或蜜糖等也含有丰富的铁质。补充铁的同时也应注意叶酸、维生素 B 族，尤其是维生素 B_1 及维生素 B_{12} 及维生素 C 的摄取，它们能增加铁在肠道内吸收。同时，在中医辨证论治的指导下，若是脾虚血弱，可以服用补中益气汤、归脾汤、四物汤和八珍汤等中药方剂益气补血。

第二节　孕期须知用药禁忌

妊娠期间胎儿的发育需要消耗母体大量的营养物质，因此母体需要摄入丰富的营养物质，同时妊娠期间会伴随各种不适症状或不良反应，也会导致营养物质的流失，因此妊娠期间对于一些保健品和药物的摄入具有一定的必要性。但由于妊娠期间胎儿发育与母体之间的关联性，药物可以通过胎盘直接影响胎儿，也可以通过母体间接影响胎儿。因此，在孕期合理用药，对保障母儿的安全，维护胎儿的正常发育和健康成长有着十分重要的意义。但在孕期滥用药物、接触化学物质或用药不当，将会导致胎儿的器官形态构造异常等一系列的不良后果。在西药与中药中均有对应的慎用药和禁忌药，对孕妇和胎儿导致不同系统或组织的伤害，因此在女性在孕期应该避免服用此类药物，若必须服用，应遵循医嘱服用。

一、孕期用药禁忌原因

依据药理学原理，所有药物进入体内都有一定的药物代谢动力学过程，主要分成吸收、分布、生物转化和排泄四个过程。但孕妇和其体内的胎儿对于药物的代谢与正常成人有很大的区别。

孕妇的药物代谢使妊娠期胃酸分泌减少，胃排空时间延长，肠蠕动减弱减慢，口服药物吸收峰值常偏低，早孕反应孕妇口服效果更差，药物吸收途径受阻；妊娠期孕妇的血容量明显扩张，会导致血药浓度降低；同时，妊娠期肾血流量增加，肾小球滤过率增加一半，肾的排出过程可能加快，也会导致血药浓度降低，药物半衰期可能会缩短，故孕期的用药量和给药间隔比非孕期大而短；妊娠期血浆白蛋白减少，药物蛋白结合率降低，血中游离药物增多，可致药物分布容积增大，妊娠期肝脏负担加重，肝脏对药物的清除减慢，但在妊娠晚期仰卧位时肾血流量减少，可使肾排出药物延缓，药物排泄减慢减少，可能导致药物在体内蓄积。母体所服用的大多数药物能经胎盘进入胎儿体内，脂溶性大、解离度低、蛋白结合率低的药物更易经胎盘转运入胎儿体内，药物还可以通过胎儿吞噬羊水自胃肠少量吸收。药物主要分布于胎儿肝脏、脑、心脏等器官，由于胎儿的肝脏发育不完善，药物代谢酶缺乏，对药物的解毒能力较低，胎儿的肾小球滤过率低，药物及降解产物排泄延缓。一方面，药物通过胎盘转运到胎儿与其代谢产物经胎儿转运到母体再代谢的速度相比，后一过程往往慢得多，所以药物易在胎儿体内蓄积。另一方面，胎儿的血液循环特点造成药物分布不均匀，即药物易在多血的器官如肝脏中蓄积，导致药物中毒。

孕妇不同妊娠时期对于药物代谢能力的不同，以及胎儿对药物的吸收以及各类药物组织分布等不同，且母体和胎儿的药物代谢需统筹考虑和综合看待，由此对于孕期的用药禁忌需要高度关注和警惕。

二、孕期须知慎用药

（一）孕期须知西药慎用药

依据 FDA 妊娠药物分级，孕妇在妊娠期间的 B 级和 C 级药物是西药中的慎用药，日常用的抗生素均属 B 类药物，如所有的青霉素族及绝大多数的头孢菌素类药物，常用的氨苄青霉素、头孢拉定、头孢三嗪和重症感染时抢救用的头孢他啶、洁霉素、氯林可霉素、红霉素、呋喃妥因均为 B 类药物，甲硝唑是一种治疗滴虫病的药物，可在早期妊娠时应用。在抗结核药中，乙胺丁醇是 B 类药物。在常用的解热镇痛药中吲哚苏辛、双氯芬酸、布洛芬均属 B 类药物。在心血管系统药物中洋地黄、狄高辛及毛花苷丙均属 B 类药物。

C 类药物的使用要谨慎，如果有可以替代的药物则选用替代的药，孕妇使用时应谨慎选择。抗病毒药大多属于 C 类，如阿昔洛韦，即无环鸟苷及治疗 AIDS 病的齐多夫定。部分抗癫痫药和镇静剂如乙琥胺、非氨脂、巴比妥、戊巴比妥等。在自主神经系统药物中，拟胆碱药、抗胆碱药均属 C 类；拟肾上腺素药中部分属 C 类，如肾上腺素、麻黄素、多巴胺等。降压药中甲基多巴、哌唑嗪及所有常用的血管扩张药，如酚安拉明、安拉唑林、戊四硝脂均属 C 类药物，利尿剂中呋塞米、甘露醇均为 C 类药物。在肾上腺皮质激素类药物中，倍他米松及地塞米松均属 C 类药物。

（二）孕期须知中药慎用药

依照 2015 年版《中国药典》收录的中药品种，妊娠期的慎用中药主要包括活血化瘀药、祛风湿通痹药、破气行滞药、开窍药、攻下药、清热解毒药、辛热走窜及滑利药等。诸如人工牛黄、三七、大黄、川牛膝、制川乌、小驳骨、飞扬草、王不留行、天花粉、天南星、制天南星、天然冰片、木鳖子、牛黄、牛膝、片姜黄、艾片（左旋龙脑）、白附子、玄明粉、西红花、肉桂、华山参、冰片（合成龙脑）、红花、芦荟、苏木、牡丹皮、体外培育牛黄、皂矾、没药、附子、苦楝皮、郁李仁、虎杖、金铁锁、乳香、卷柏、制草乌、草乌叶、枳壳、枳实、漏芦、禹余粮、急性子、穿山甲、桂枝、桃仁、凌霄花、益母草、通草、黄蜀葵花、常山、硫磺、番泻叶、蒲黄、代赭石、薏苡仁、瞿麦、蟾蜍等，此类药物或含有这些药材的中成药和方剂应在医生或药师指导下谨慎使用，一旦出现问题应及时停止用药。妊娠忌用中药其危害程度较"禁用"为次，这些药物的不良反应相对明确，用药后产生不良后果的可能性偏大，应尽量避免使用。

三、孕期须知禁忌药

（一）孕期须知西药禁忌药

1. 激素类药物　激素类药物中性激素易引起胎儿器官畸形，己烯雌酚可使女婴男性化、男婴女性化；孕酮、睾丸酮类激素可使女婴男性化。肾上腺皮质激素也可引起胎儿各种畸形。

2. 各类镇吐药　由于怀孕早期易发生反应性呕吐和恶心，部分镇吐药有致畸的危险，包括异丙嗪、氯丙嗪、三氟拉嗪、美克洛嗪等，可致胎儿心脏发育受阻而患先天性心脏病。

3. 解热镇痛药　解热镇痛类药物可致胎儿软骨发育不全、脑积水、畸形足和先天性心脏病、智商和注意力较同龄人低，同时胎儿的神经系统和肾脏也受到此类药物的影响，这类药包括阿司匹林、安乃近、非那西丁，以及含有此类成分的复方制剂。

4. 抗生素类药　四环素等药效和毒力较强的药物可致胎儿畸形、牙齿变黄，还能引起先天性白内障、长骨发育不全。同时，链霉素和卡那霉素可致先天性耳聋、肾脏受损。氯霉素可致胎儿骨骼功能抑制，致使新生儿肺出血。

5. 抗肿瘤药　部分抗肿瘤药物如氯甲蝶呤、白消安、6-巯基嘌呤和环磷酰胺可致胎儿颅骨骨化不全、腭裂、脑积水、指趾畸形。

（二）孕期须知中药禁忌药

依照2015年版《中国药典》收录的中药品种，妊娠禁用中药大多数为剧毒药物，或药性作用峻猛之品，或者堕胎作用较强的药物，在妊娠期中草药处方中是应禁止使用，如丁公藤、三棱、干漆、土鳖虫、千金子、千金子霜、川乌、马钱子、马钱子粉、马兜铃、天仙子、天仙藤、巴豆、

一二一

巴豆霜、水蛭、甘遂、朱砂、全蝎、红粉、芫花、两头尖、阿魏、京大戟、闹羊花、草乌、牵牛子、轻粉、洋金花、莪术、猪牙皂、商陆、斑蝥、雄黄、黑种草子、蜈蚣、罂粟壳、麝香。

第三节　孕期常见疾病预防与监测

在孕妇妊娠期间，由于孕妇自身体质、生活习惯等因素，会引发不同组织和器官的孕期疾病，例如妊娠糖尿病、妊娠高血压、妊娠合并类风湿性关节炎和子痫前期以及子痫等一系列疾病。孕期疾病不仅对母体有伤害，对胎儿也有危害和影响，严重的孕期疾病可能危及母亲和胎儿的生命。对于五种最为常见且有预防措施的孕期疾病，可以对其进行预防和监测，并在发病时及时抢救和治疗，减少孕妇和胎儿的生命危险，提高孕妇的生活质量，保障胎儿的健康发育与生长。

一、妊娠糖尿病

（一）认识妊娠糖尿病

妊娠期间的糖尿病有两种情况，一种为妊娠前已确诊患糖尿病，称糖尿病合并妊娠；另一种为妊娠前糖代谢正常或有潜在糖耐量减退，妊娠期才出现或确诊的糖尿病，又称"妊娠糖尿病（GDM）"。妊娠糖尿病患者糖代谢多数在产后能恢复正常。

妊娠糖尿病出现的原因主要是在妊娠早中期，随孕周的增加，胎儿对营养物质需求量增加，通过胎盘从母体获取葡萄糖是胎儿能量的主要来源。孕妇血浆葡萄糖水平随妊娠进展而降低，空腹血糖约降低10％。胎儿从母体获取葡萄糖增加；孕期肾血浆流量及肾小球滤过率均增加，但肾小管对糖的再吸收率不能相应增加，导致部分孕妇排糖量增加；雌激素和孕激素增加母体对葡萄糖的利用。因此，空腹时孕妇清除葡萄糖能力较非孕期增强。到妊娠中晚期，孕妇体内抗胰岛素样物质增加，如胎盘生乳素、雌激素、孕酮、皮质醇和胎盘胰岛素酶等使孕妇对胰岛素的敏感性随孕周增加而下降。为维持正常糖代谢水平，胰岛素需求量必须相应增加。对于胰岛素分泌受限的孕妇，妊娠期不能代偿这一生理变化而使血糖升高，使原有糖尿病加重或出现妊娠糖尿病。

妊娠糖尿病常见症状中通常没有明显的三多一少症状（多饮、多食、多尿、体重下降）。会出现外阴瘙痒，反复假丝酵母菌感染；妊娠期发现胎儿过大、羊水过多。凡有糖尿病家族史、孕前体重≥90千克、婴儿出生体重≥4 000克、孕妇曾有多囊卵巢综合征、不明原因流产、死胎、巨大儿或畸形儿分娩史，本次妊娠胎儿偏大或羊水过多者应警惕妊娠糖尿病。

（二）妊娠糖尿病预防与检测

妊娠糖尿病的检测主要有两个（图7-1），一个是空腹血糖测定（FDG），另一个是口服葡萄糖耐量试验（OGTT）。FDG≥5.1 mmol/L时可以直接诊断GDM；FDG<4.4 mmol/L时发生妊娠期糖尿病可能性极小，可以暂时不行OGTT；FDG≥4.4 mmol/L且<5.1 mmol/L时，应尽早行OGTT。目前我国采用葡萄糖75克的OGTT来诊断妊娠糖尿病。检查前需要禁食至少8小时；检查时，5分钟内口服含75克葡萄糖的液体300毫升，分别测定孕妇服糖前及服糖后1小时、2小时的血糖水平；3项血糖值应分别低于5.1 mmol/L、10.0 mmol/L、8.5 mmol/L（92 mg/dL、180 mg/dL、153 mg/dL），任何一项血糖值达到或超过上述标准即可诊断妊娠糖尿病。

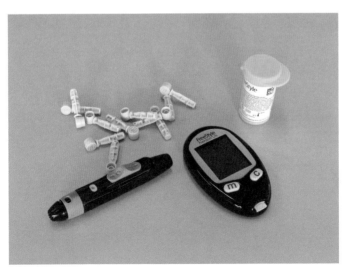

图7-1 妊娠期糖尿病检测

妊娠糖尿病的预防措施，主要从饮食、生活习惯和健康管理三个方面进行。首先，健康饮食，选择高纤维、低脂肪、低热量的食物；其次，多吃水果、蔬菜和全麦食品，在不损害食物口味和营养的前提下，努力提高食物的多样性，注意食物的摄入量。最后，保持锻炼，怀孕前及孕期应保持每日 30 分钟的适度活动。在备孕期间，进行一定的健康体重管理有助于女性妊娠期的健康。孕期可以适当增重以满足胎儿生长所需营养，但应合理控制体重，避免超出健康怀孕期间增重范围。

二、妊娠高血压

（一）认识妊娠糖尿病

妊娠高血压是妊娠期妇女所特有而又常见的疾病，以高血压、水肿、蛋白尿、抽搐、昏迷、心肾功能衰竭，甚至发生母子死亡为临床特点。妊娠高血压综合征按严重程度分为轻度、中度和重度，重度妊娠高血压综合征又称先兆子痫和子痫，子痫即在高血压基础上有抽搐。

（二）妊娠高血压预防与检测

在妊娠早期进行定期检查，主要是测血压（图 7－2）、查尿蛋白和测体重，两次血压达到 140/90 mmHg，即可做出诊断；取中段尿进行检查，凡 24 小时尿蛋白定量大于 0.5 克为异常；每周体重增加不能超过 0.5 千

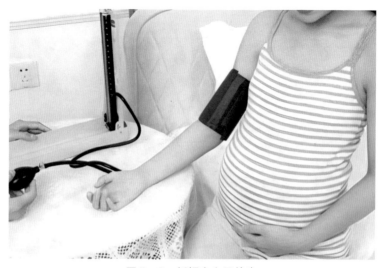

图 7－2　妊娠高血压检查

克。尤其是在 20—32 周测血压和观察有无水肿，注意休息和营养，心情要舒畅，精神要放松，争取每日卧床 10 小时以上，并以侧卧位为佳，以促进血液循环，改善肾脏供血条件。饮食不要过咸，保证蛋白质和维生素的摄入。避免强光、噪声或振动等刺激，以防诱发抽搐；及时纠正异常情况，如发现贫血，要及时补充铁质；若发现下肢水肿，要增加卧床时间，把脚抬高休息；血压偏高时要按时服药。妊娠近足月或虽未足月经治疗病情进展严重者，应终止妊娠。曾患有肾炎、高血压等疾病以及上次受孕有过妊娠高血压综合征的孕妇要在医生指导下进行重点监护。

三、妊娠合并类风湿性关节炎

（一）认识妊娠合并类风湿性关节炎

妊娠合并类风湿关节炎（RA），简称类风湿，是一种慢性的进行性关节病变为主的自身免疫病，是感染引起的自身免疫反应。其特征是对称性多关节炎，以双手、腕、肘、膝、踝和足关节受累最为常见，但全身其他关节亦可受累。除关节外，类风湿皮下结节、动脉炎、神经系统病变、角膜炎、心包炎、淋巴结肿大和脾大等关节外系统表现也很常见。妊娠合并类风湿性关节炎早期症状患者有疲劳，倦怠感，体力下降，食欲不振，低热，手足麻木，雷诺现象等，急性发病者可有发热，有时可为高热，初发症状可先于关节症状数周或数月。早期为一个或两个关节僵硬，活动时疼痛，但关节外观无异常，以后逐渐肿胀，急性起病者可多个关节同时肿胀，自发性疼痛。后期病变发展转为慢性，同时滑膜渗出性变化也发展成为增殖性，关节的活动范围变小。增殖性滑膜炎覆盖导致关节强直，关节周围皮肤萎缩，可见有色素沉着，另外肌肉也可发生萎缩。并伴有全身各部分，如皮肤、眼等器官症状，以及呼吸系统、神经系统、消化系统、血液系统等症状。

（二）妊娠合并类风湿性关节炎预防与检测

妊娠合并类风湿性关节炎需进行血清及细胞学检查自身抗体、其他自身抗体、补体和免疫复合物检查。当类风湿性关节炎急性时 C 反应蛋白与病情活动指数有关，晨僵时间、握力、关节疼痛及肿胀指数上升。进行血沉检查时病情加重则血沉升高。妊娠合并类风湿性关节炎在血液学方面也有显著改变，多数妊娠合并类风湿关节炎患者伴有轻度贫血。活动期可有白细胞及嗜酸性轻度增加，病情活动时，约70％患者血小板持续升高超过300×10^9/L，只有病情缓解后，血小板才能降至正常。妊娠合并类风湿关节炎的滑膜液微混浊，黏稠度降低，滑液中白细胞升高。孕期类风湿性关节炎以双手腕、足跗受累最常见，故临床X线检查常规首选双手（包括腕）或双手相加双足相进行检查。

在病情活动期，出现发热、关节肿痛及全身症状严重的孕妇应卧床休息。在症状缓解期间除进行药物治疗外，适当进行患病关节的功能锻炼，或矫正肢体的不正确姿势，在每次产前检查时要询问孕妇有关关节晨起僵直的时间，完成日常简单工作的能力，能否完成交代的工作任务等，以观察关节功能与治疗效果。

四、子痫前期与子痫

（一）认识子痫前期与子痫

孕期癫痫多指子痫前期和子痫；子痫前期指妊娠20周以后，出现血压升高和蛋白尿，并可出现头痛、眼花、恶心、呕吐、上腹不适等症状。子痫是由子痫前期发展成更为严重的症状，引起抽搐发作或昏迷。病因至今尚不清楚，可导致严重的母儿并发症。除终止妊娠外，无有效治疗方法。现有的治疗是为了控制病情，争取延长孕周。

子痫是妊娠晚期或临产前及新产后，突然发生眩晕倒仆，昏不知人，两目上视，牙关紧闭，四肢抽搐，全身强直，须臾醒，醒复发，甚至昏迷不醒者，中医称为"子痫"，又称"子冒""妊娠痫证"。《诸病源候论·妊娠痉候》中提出"妊娠而发者，闷冒不识人。须臾醒，醒复发，亦是风伤太阳之经作痉也。"根据发病时间不同，若发生在妊娠晚期或临产前，称产前子痫；若发生在新产后，称"产后子痫"。临床以产前子痫多见。子痫是产科的危、急、重症，严重威胁母婴生命安全。子痫的中医病机主要是肝风内动和痰火上扰。肝风内动所致的子痫是由于素体阴虚，孕后阴血养胎，肾精愈亏，心肝失养，肝阳上亢，生风化火，风火相煽，遂为子痫。痰火上扰所致的子痫是由于素体阴虚，阴虚内热，灼津为痰，痰热交炽，或素体脾虚或肝郁克脾，脾虚湿聚，郁久化热，痰热壅盛，上蒙清窍，发为子痫。

（二）子痫前期与子痫的预防与检测

子痫前与子痫的预防须在孕前进行排查和判断，体检时注意病史有无高血压史、肾病史、糖尿病史、家族高血压病史；双胎、多胎妊娠，羊水过多，葡萄胎病史；子痫病史。妊娠前或妊娠 20 周前可有或无高血压史，妊娠 20 周后血压升高到 18.7/12.0 kPa（140/90 mmHg），或较基础血压升高 4.0 kPa（30/15 mmHg），伴尿蛋白、水肿即可诊断为子痫前期。同时，可进行血液检查、肝肾功能检查和眼底检查等。若红细胞比容升高、血液黏稠度、全血黏度异常，处在高凝状态；尿酸、尿素氮、肌酐、谷丙转氨酶异常，严重时视网膜小动脉痉挛等检查结果出现时，孕妇可能处于子痫前期或子痫期，需要针对孕妇和胎儿进行相关病情的评估，包括体格检查、肝肾功能、血尿常规、凝血指标、胎儿宫内状况的评估等。必要时需要做头颅 CT、心电图和超声心动图等相关检查。有 50％—75％的患者子痫发作前可出现头痛，还可以出现视觉模糊、畏光，上腹部疼痛，反射亢进和意识障碍等前驱症状。

子痫前期与子痫的早期诊断有重要意义，防重于治；孕妇在日常需注意休息，多呈左侧卧位；饮食宜高蛋白、高维生素。当孕妇有子痫倾向或是子痫遗传史也无需过度的焦虑和紧张，保持心情的愉悦，若发展为子痫，护理更重要，宜单人房间，避免声、光刺激，床周加护挡，防止患者跌扑。

第四节　孕期必备营养

随着社会经济水平不断发展，人们对于饮食健康与营养摄入有了一定的认知，孕妇孕期营养、健康情况受到全社会的普遍关注。孕妇作为一个特殊的群体，其每日膳食营养摄入情况直接影响母体健康、胎儿生长发育情况。孕期母体营养摄入不均衡可引发妊娠糖尿病等多种并发症，还可导致胎儿产生畸形、体质低下、智力发育受损等出生缺陷。根据孕期不同阶段的胎儿发育程度，对我国孕妇孕期膳食营养摄入的现状，以及合理安排与配置孕妇孕期的膳食营养进行阐述。

一、我国孕妇孕期膳食营养摄入的现状

（一）孕妇孕期膳食营养摄入不足

目前，我国孕妇膳食营养摄入还存在不均衡现象，不良膳食结构会导致营养摄入不足，如维生素和微量元素摄入不足，引发低体质量、先天性异常、胎儿生长受限等风险。中国营养学会发布的《中国居民膳食指南（2021）》指出，由于营养摄入不合理，我国孕妇贫血率高达 13.6％。部分育龄期女性没有做好充足的妊娠营养准备，叶酸、碘、铁等营养素的摄入量甚至达不到一般人群营养素推荐摄入量。每日坚持吃鸡蛋、喝牛奶的孕妇比例均低于 50％，孕妇孕期蔬菜的摄入量较少，孕期食物选择往往考虑口味多于营养价值。应加强营养教育，保证孕妇在孕期科学均衡地摄入食物。

（二）孕妇孕期膳食营养摄入过量

孕妇膳食营养摄入的另一个突出表现是妊娠期女性摄入过多的糖类或脂肪等营养素，导致我国巨大胎儿出生率逐年升高。妊娠期妇女的体重增加越多，体重指数越高，患妊娠高血压综合征的可能性越大，产出巨大儿的可能性也越大。巨大儿容易导致孕妇难产，造成剖宫产率提高，新生儿体重在一定程度上与成人 2 型糖尿病的发病率有关。孕妇营养状况不仅影响其妊娠结局，还可对新生儿健康产生直接影响。

（三）孕妇膳食营养摄入的影响因素

根据 2022 年中国营养学会发布的孕妇平衡膳食宝塔推荐营养摄入量，孕妇孕期蔬菜和水产品摄入不足的问题比较严重，水产品摄入量未达到每日推荐摄入量中值（87.5 克）。这可能是由于我国远离海岸线的内陆城市水产品运输成本较高，导致水产品可及性较低，以及存在地区饮食差异。孕期膳食习惯与营养摄入存在一定关联，不同地区孕妇孕期维生素 B_2、维生素 E、Ca、I 及 Mg 的摄入量存在明显差异。例如，西北地区居民吃鱼的频率相较于南方地区的居民普遍较低。相关研究表明，部分地区孕妇孕期膳食结构不合理，孕早期蔬菜、水果、鱼禽肉蛋、大豆及坚果类摄入不足。这可能是因为孕妇在孕早期有妊娠孕吐反应，对鱼禽肉蛋类比较敏感，所以摄入量相对较少。此外，还存在奶及奶制品摄入不足的现象。奶类富含钙，而孕妇孕期对于钙的需要量明显增加，尤其是胎儿在孕晚期的生长速度加快，骨骼的矿化程度达到顶端，更容易造成孕妇缺钙的现象，缺钙会导致孕妇腰腿疼痛、腓肠肌痉挛、骨质疏松等。

二、孕期各阶段的膳食营养指南

（一）孕早期（1—12周）

1. 膳食清淡、适口　作用：清淡的膳食易于消化、能增进食欲，并有利于降低早孕反应；适口的膳食使孕妇尽可能多地摄入食物，满足其对营养的需要。具体建议：清淡、适口的食物包括各种谷类、新鲜蔬菜和水果，大豆制品及鱼禽蛋等，关键是适宜的加工和烹调方式。

2. 少食多餐　目的：使孕妇尽可能多地摄入食物，获得多的营养；具体建议：进食数量、种类及时间应根据孕妇的食欲及时进行调整，而不必像常人那样强调饮食的规律性；随着孕吐的减轻，应逐步过渡到平衡膳食。

3. 保证足够富含碳水化合物的食物　目的：避免脂肪分解产生酮体对胎儿早期脑发育的不良影响。具体建议：孕早期应尽量摄入富含碳水化合物的谷类或水果，保证每日至少摄入150克碳水化合物（谷类200克）。早孕反应严重而完全不能进食的孕妇，及时就医。

4. 多摄入需含叶酸的食物以补充叶酸　叶酸即维生素 B_9，可以防止孕妇贫血、早产，还可以预防胎儿神经管畸形。但孕后叶酸的需求量是孕前的4倍，在短时间内无法达到此需求量，所以最好在孕前3个月就开始口服叶酸补充剂。除此之外孕妇还可以通过多吃一些富含叶酸的食物来补充：燕麦、高粱、米面、西红柿、胡萝卜、西兰花、苹果、柑橘、橙子、香蕉、动物肝脏、肾脏、鸡、鸭、牛肉等。

5. 戒烟、禁酒　孕早期吸烟、饮酒，可能会导致胎儿畸形，以及胎儿宫内生长受限、流产等异常情况。

（二）孕中期（13—27周）、孕晚期（28周至分娩）

1. 适当增加鱼、禽、蛋、瘦肉、海产品的摄入量　目的：增加蛋白质摄入；鱼类可增加 $n-3$ 多不饱和脂肪酸（DHA）摄入，蛋类可增加卵磷脂、维生素 A 和维生素 B_2 的摄入（图 7 - 3）。具体建议：每日增加总计 50—100 克的鱼、禽、蛋、瘦肉的摄入，鱼类作为动物性食物的首选，每周最好能摄入 2—3 次，每日摄入 1 个鸡蛋。除食用加碘盐外，每周至少进食一次海产品，以满足孕期碘的需要。

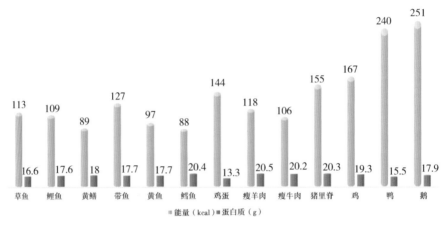

图 7 - 3　部分动物性食物营养成分一（每 1000 克可食部）

2. **适当增加奶类的摄入量**　目的：奶或奶制品富含蛋白质对孕期蛋白质的补充具有重要意义，同时也是钙的良好来源（图 7 - 4）。由于中国传统膳食不含或少有奶制品，膳食钙摄入量约 400 mg/d，低于钙适宜摄入量。具体内容：孕中期开始，至少摄入 250 mL/d 牛奶及补充 300 毫克钙，或喝 400—500 毫升的低脂牛奶，以满足钙的需要。

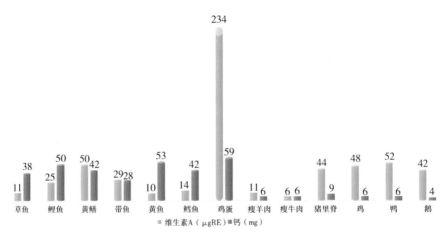

图 7 - 4　部分动物性食物营养成分二（每 1000 克可食部）

3. 常吃含铁丰富的食物　目的：降低孕期发生贫血的危险。伴随着从孕中期开始的血容量和血红蛋白的增加，孕妇成为缺铁性贫血的高危人群，同时补铁也是胎儿铁储备的需要；具体建议：多摄入含铁丰富的食物，如动物血、肝脏、瘦肉等，必要时可在医生指导下补充小剂量的铁剂。注意多摄入富含维生素 C 的蔬菜、水果，或在补充铁剂时补充维生素 C，以促进铁的吸收和利用。

4. 适量身体活动，维持体重的适宜增长　孕期对微量营养素需要的增加大于能量需要的增加，通过增加食物摄入量以满足微量营养素的需要极有可能引起体重过多增长，并因此增加发生妊娠糖尿病和出生巨大儿的风险。适宜的身体活动有利于维持体重的适宜增长和自然分娩，户外活动还有助于改善维生素 D 的营养状况，以促进胎儿骨骼的发育和母体自身的骨骼健康。具体建议：每日进行不少于 30 分钟的低强度身体活动，最好是 1—2 小时的户外活动，如散步、体操等。

5. 禁烟戒酒，少吃刺激性食物　吸烟、饮酒的危害：烟草、酒精对胚胎发育的各个阶段都有明显的毒性作用，如容易引起早产、流产、畸形等。具体建议：有吸烟、饮酒习惯的妇女，孕期必须禁烟戒酒，并要远离吸烟环境。浓茶、咖啡尽量避免，刺激性食物应尽量少吃。

6. 孕中、末期平衡膳食建议食物量　第一层：谷类 350—450 g/d，杂粮不少于 1/5；第二层：蔬菜 300—500 g/d，绿叶蔬菜占 2/3，水果 200—400 g/d；第三层：鱼、禽、蛋、肉类（含动物内脏）200—250 g/d，其中鱼类 50 克、禽类 50 克、蛋类 50 克；第四层：奶类 300—550 g/d 或相当量奶制品（淡奶粉 35—70 克），大豆类 60 克或相当量豆制品（豆腐干 96克）或坚果；第五层：油脂类每日 20—25 g/d，盐 6 g/d。

第五节　孕期常用家庭食疗

"民以食为天"，食物是人类赖以生存的物质基础。人类的生存、生长、繁衍后代以及从事一切活动的物质基础是食物。妊娠期是女性的特殊生理时期，妊娠期是妇女一生中短暂而重要的时期，关系到母亲和婴儿的健康。由于胎儿的生长、发育，孕妇各系统出现一系列相应的变化，这些变化一旦超越了生理范畴，或孕妇患病不能适应妊娠的变化，则孕妇和胎儿均可出现病理情况。通过对孕妇和胎儿的产前检查和对胎儿的监护，能够及早发现并治疗并发症，甚至预防性地用药，减少这些并发症的发生，为"母婴安康"工程奠定了基础。马王堆出土的众多文献中，《胎产书》是现存最早的关于妊娠期保健防治的书籍，内容可分为两部分：一是逐月论述胎儿生长发育的过程以及有关胎产宜忌；二是记录了有关胎产的方剂，涉及了孕期的食疗（图7-5）。如："怀子者，为享（烹）白牡狗首，令独食之，其子美皙，有（又）易出。欲令子劲者，时食母马肉。"谓食白牡狗首及马肉可促进胎儿发育。白牡狗首，取其色白质美，能使胎儿皮肤白皙美好；因牡为首，诸阳之会，阳主于动，故食之能使胎儿易娩出。马肉有强筋壮骨之功，食之能使胎儿强劲有力。这便是所谓的补其母而益其子也。中医认为补肾以固胎之本，健脾以益血之源，疏肝以通调气机，妊娠期的保健防治与五脏六腑功能的调理有着密切的关系。由于妊娠期有特殊性，用药必须顾及胎儿，尽量避免毒副作用的影响，以免带来不可挽回的损失。中医在孕胎保健方面有着丰富的实践经验和文献记载，尤其在食物方面。食物一般性味平和，作用和缓，无毒副作用。因此，食物或食物复方在妊娠保健防治中较药物更具优势。

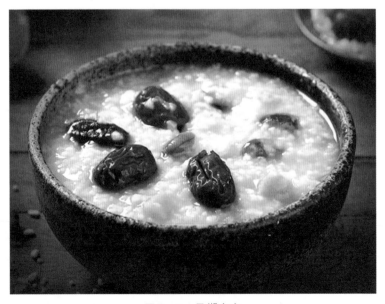

图7-5　孕期食疗

现代诸多医家重视食物在妊娠期的应用，对于孕期常用食疗各有侧重。认为妊娠期胎儿生长发育需要的营养素要从母体获得；孕妇需要营养素维持子宫、胎盘、乳腺组织及全身适应性变化，并要储备能量以供分娩时消耗。因此孕妇要合理饮食，才能保证胎儿及自身需要。其临床常用食物复方如下：黄精猪肘、杜仲腰花汤、南瓜炖牛肉、当归生姜羊肉汤、黄芪乌鸡汤、党参鹌鹑、黑豆鲫鱼汤、枸杞子炒虾仁、蒜头膳段。何国兴认为孕妇在妊娠早期之所以会发生流产现象，是因为孕妇的脾肾气血虚弱，进而阴虚内热，导致胎元殒亡（古时称之为滑胎）。治疗原则是以补肾健脾、益气养血为主，来调节胎儿和母亲之间的免疫细胞互动。可选用糯米山药粥以健脾补肾，参芪粥以益气养血兼健脾，阿胶养阴粥以滋阴清热。海涛认为受孕妇女平时应该有针对性地吃一些有助于补血的食物，以起到治疗和预防作用。他认为妊娠贫血可选用猪肝菠菜汤、大枣木耳汤、首乌芝麻鸡、羊肉枸杞粥、芪归鸡汤、花生枸杞蛋、八味养血粥、参杞狗肉等食物复方。单芝香认为妊娠恶阻为妊娠期的常见疾病，对孕妇和胎儿影响甚大，其食疗可选用鲤鱼、砂仁、豆粉；苹果、粳米；大雪梨、丁香；牛奶、韭菜汁。方中砂仁醒脾健胃、降逆安胎，丁香降逆止呕，雪梨、苹果酸甘化阴、益气生津，粳米炒黄健脾和胃，鲫鱼、牛奶益气养血、生津和胃。四方交替食用，可起到健脾胃、益气血、降逆安胎之效，医食同源，疗效颇佳。妊娠水肿常有足踝部轻度水肿，而无其他症状，属于妊娠生理性水肿，无需治疗，但是如果水肿渐升至下腹和外阴，同时尿量减少，每周体重增加超过500克者，则是妊娠病理性水肿，属妊娠晚期中毒症的一种临床表现。可选用如下一些食物复方，如赤小豆粥、冬瓜汁、青头雄鸭、冬瓜羊肉粥、绿豆竹叶汤、扁豆西瓜汤等。小儿为纯阳之体，孕妇由于多了一些阳性成分，再加上自身体内的阳气，常会出现阳气亢进。所以孕妇除了需给予补血养血的食物，少吃或不吃黄鳝、辣椒、大蒜等热性食物，孕妇的饮食应以"清热养血"为主，此外，除对孕期各个不同阶段的饮食要求应适时调节和合理安排外，随着孕期的进程也常会出现妊娠呕吐、妊娠水肿、胎动不安及妊娠高血压等症，对这些病症只要在日常饮食中通过辨证辨体，有针对性地选用食物复方法进行调节，常能取得较理想的效果。如妊娠呕吐可选用大麦粥、柿饼粥、丁香梨、米醋蛋、柚皮饮；

妊娠水肿可选用鲤鱼赤豆汤、龙枣姜汁；胎动不安可选用柠檬汁、糯米食品、葡萄粥；妊娠高血压可选用黄豆芽汤、醋花生、乌菊饮等。胎气盛衰与母体脏气虚实密切相关，胎儿的生长发育有赖于孕妇怀孕期间的调养。受孕之后，阴血聚以养胎，冲脉之气偏盛上犯于胃，胃失和降，故早孕患者必须注意饮食调理。早孕患者可选择自己喜爱的食物，注意营养配伍，防止偏食，避免过食油腻甘味之品，严禁乱投药膳，忌生冷，防暴食，多吃新鲜水果蔬菜，防治妊娠呕吐，保持大便通畅。

同时应当注意，外面餐厅的食物虽然美味可口，但往往脂肪和糖的含量过高，而维生素和矿物质不足，烹制时盐分、食用油、味精常使用过多。如果经常在外就餐，人体所需要的各种营养比例容易失衡，难免会引起身体的不适，同时对孕妇不利。而且长期在外吃快餐，还容易出现咽痛、口臭、口腔溃疡、牙痛、烦躁等症状。所以，从准备受孕开始就应该尽量减少外出就餐的次数，多在家烹制营养丰富的饭菜。

第六节　孕期情绪调节

妊娠期孕妇的新陈代谢、体内激素、呼吸系统、神经血管、消化系统、内分泌系统及乳房等均受到相应影响而发生改变。同时孕妇面临着胎儿安危及营养健康问题，以及对孕期未知风险和分娩疼痛的畏惧，导致其生理和心理发生较大变化。有研究指出，孕妇孕期焦虑发生率为12.43%—54%。孕妇的心理状况直接影响胎儿，还有研究表明，产前焦虑可能会增加母婴并发症的发生率，同时可能还会影响其生活质量。严重焦虑的孕妇产前多表现为严重的妊娠呕吐，甚至导致早产、流产，孕妇的心理状态直接影响妊娠结局，严重影响母婴健康，并且产后易发生围生期并发症等。临产前抑郁情况如若严重，或会发展成产前抑郁症，甚至会有自杀的倾向性。这种焦虑、抑郁状态还会影响家庭成员的情绪和正常生活。相关研究表明，10%的孕妇配偶在其妊娠过程中出现过抑郁、焦虑的症状，而孕期情绪调节则是作为配偶双方巨大压力、焦虑抑郁状态的重要保护因素。

孕期情绪调节方法包括以下几个方面。

1. 正念冥想　正念冥想可通过转变认知、减轻压力等治疗方式减少孕妇的冲动行为，降低孕妇妊娠期间因角色转变而造成抑郁情绪的概率，提升孕妇对自身当下经历的正确认识，从而促使孕妇能够尽早适应新角色、新生活，摆脱孕期抑郁困扰。因此，正念冥想干预是预防和治疗心理健康问题的一种效果良好的非药物治疗方式，对妊娠期间不便于采用药物治疗的孕期抑郁症患者有积极正向影响，可作为临床治疗孕期抑郁症的辅助措施。

2. 深呼吸与按摩　深呼吸是一种有效的调节情绪的方法，可以帮助孕妇缓解紧张、焦虑等不良情绪。具体操作是孕妇闭上眼睛，用鼻子深吸一口气，然后缓慢地呼出来，重复几次。这种做法可以帮助孕妇放松身体，减轻心理压力，同时也有助于改善睡眠质量。按摩可以帮助孕妇缓解身体疲劳和紧张情绪。背部按摩可以缓解孕妇背部的僵硬和不适感，足部按摩则可以促进血液循环，缓解脚部疲劳和减轻头痛等问题。按摩可以让孕妇感到放松和舒适，从而有助于缓解不良情绪。

3. 有氧运动　保证适量的有氧运动可以有效缓解焦虑状态。对于孕妇来说，最舒服的运动，就是不会增加身体额外负担的运动。怀孕后，可以游泳与骑健身车，走路与低冲击力的有氧运动也是可以接受的。孕妇可以向妇产科医生咨询，以决定何种运动对母体与胎儿最好。孕妇在运动时要做好安全措施，避免增加跌倒或受伤风险的运动，例如肢体碰撞或剧烈的运动。孕妈妈腹部即使轻微受伤，也可能造成严重的后果。进入孕中期，最好避免仰卧姿势的运动，因为胎儿的重量会影响血液循环。同时，也最好避免长时间站立。天气炎热时，选择清晨或黄昏时运动，可以避免体温过高。如果在室内运动，请确保通风透气，并且可以使用电风扇帮助散热。

4. 动机性访谈　动机性访谈是一种指导性咨询方法，通过访谈激发患者发生行为改变的内在动机而促进其行为改变，这一过程中充分调动患者的积极性，在提高其治疗依从性及自我管理能力方面具有满意的效果。研究发现将动机性访谈应用于孕产妇可以更好地提高社会功能、躯体功能、角色功能及认知功能等生活质量评分，提示产前心理干预联合动机性访谈可减轻孕产妇的负性情绪，改善孕产妇的生活质量。动机性访谈通过

4次访谈，深度挖掘孕产妇的矛盾心理，帮助其找到行为改变的内在动机，尤其对于不了解自身情绪问题、不考虑改变的孕产妇，可唤起其消除负性情绪的主观意愿，并积极主动地寻求解决方法。在行动阶段和保持阶段督促孕产妇执行解决方案，帮助其应对负性情绪，增强自我效能，使其在围产期的情绪状态得到极大的改善，因负性情绪引起的生活质量下降问题也随之解决。

第八章 《胎产书》指导下的产后康复

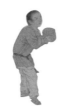

马王堆汉墓出土的《胎产书》，对孕妇在孕期各个月份的衣食住行提出建议，还系统阐释了对胎儿发育过程的理解。这也成为后世《备急千金方》《医心方》《巢氏诸病源候总论》等医书中"十月养胎法"的知识来源。尽管古人的"胎教之道"不乏有来自医家以生命为重的关怀，但同时亦离不开儒家礼法的约束。此外，从受胎到分娩前的规范和禁忌，一定程度上也反映了古人的思维方式与身体观——在他们的世界里，天地人间是交相感应的，万物与人皆由"气"构成，以是之故，"外象"可以"内化"。《胎产书》由于出土时缺损内容较多，从目前可分辨的内容来看，暂无可以明确借鉴的产后调理内容，但却可以从书中的阴阳理论、天人一体、食疗药膳等内容中挖掘产后康复的指导思想。故本章具体内容主要借鉴《备急千金方》《医心方》《巢氏诸病源候总论》等深受《胎产书》影响的医书，并结合后世其他医书及经验进行编写。

第一节 顺产怎样调养

产后饮食调养为最基础的调养手段，现代产后的饮食多从营养考虑，认为产后应补充蛋白质、维生素、微量元素等营养物质，而忽略所用食物的温热寒凉之性，且临床上常有因补充蛋白质而导致碍脾伤胃的产后妇女。从中医角度而言，并不反对补充这些营养元素，但产后脾胃虚弱，补充营养要有度，且以温性食物为主，少食多餐，才不易致病。具体内容见本章第四节。

《丹溪治法心要》："饮食起居，勤加调护，何病之有？"所以产后饮食起居调护得当本不需药物。若产后调护不当，则需进行药物调养，《神农本草经疏》记载产后用药原则为"宜行血，次宜补血清热，总宜补养肝脾肾、辛温、甘寒、酸寒"。产后用药原则补气血、调脾胃为主。

产后起居调养也有着非常重要的作用，产后气血不定，若产后即卧使得血气上冲头目，导致产妇头晕，甚至昏迷。故新产后不可立即卧床也不可侧卧。因为易感风寒是产后生理特点之一，故产后避风寒在产后调护方面尤为重要，应注意以下方面：避风寒外邪，现代生活条件较以前有明显不同，产后尤其是夏季应更加注重风寒外邪；不用冷水洗漱，"不避风寒，脱衣洗浴，或冷水洗濯。当时虽未觉大损，满月之后即成蓐劳。妇女产后患病手脚及腰腿酸重冷痛，骨髓间飕飕如冷风吹，继有名医亦不能疗。"紧闭阴户不可进风，产后玉口洞开恶露外泄的同时也使风寒之邪有可乘之机，加之产后气血虚弱，产后不注意顾护玉口会导致风寒之邪乘虚而入，导致产后疾病和恶露排泄不畅。

《济生集·卷二·产后四大忌》："二忌房事，若月内犯之危亡。七七之内犯之有大病。至少双满月外方可。若能忌过一百二十日外，不但产妇壮健，且于儿有大益。"古人对产后房事调养早有详述，现代女性产褥期内同样禁止性生活，避免因性生活导致生殖器官炎症。且性生活开始的时间因人而异，年轻产妇早于高龄产妇，分娩顺利者早于分娩不顺者，但不论何种情况，都须在医生检查允许后才可进行。

《外治寿世方·卷四·妇科》："凡妇人初产，即将两乳放温热淘米水内，揉洗良久，将乳挤出，乳孔内有白丝数条，即用手扯去，方与儿食，不但小儿易食，且免乳吹、乳痈等患。"现代乳房调护通过按摩的方法减少乳汁淤积，也十分重视乳房的清洁，多用婴儿油或清水洁净乳房，而古代文献中关于乳房清洁的论述较少。

第二节　剖宫产怎样调养

剖宫产术（图 8 - 1）主要用于高危妊娠和难产孕产妇分娩，我国剖宫产率呈逐年上升势态。然而剖宫产后，产妇胃肠功能短时间内处于麻痹状态，肠蠕动减弱，出现恶心、呕吐、腹痛、腹胀等不良反应，严重者伴有肠梗阻，对术后康复进程形成阻碍。因此需要缓解产妇术后焦虑情绪，改善胃肠功能，提供充足营养，以促进乳汁分泌，加快子宫及切口恢复，减少并发症。

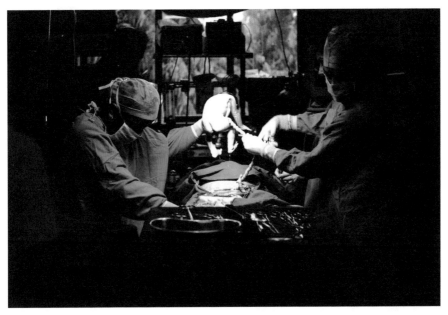

图 8-1　剖宫产示意图

　　临床中产妇因缺乏经验及对分娩相关认知不足，产前普遍存在焦虑、抑郁等负面情绪，这些情绪在初产妇中尤为明显。产妇在妊娠期就已存在不同程度的焦虑、抑郁情绪，且在分娩阶段明显加重。剖宫产术前负面情绪会增加产妇对疼痛的敏感性，导致产妇产后疼痛感增加，不利于产妇尽早恢复，因此对行剖宫产的产妇给予针对性护理干预具有重要临床意义。在产后多与产妇沟通，了解并评估产妇动态心理变化情况，针对产妇可能出现的焦躁、抑郁、紧张等不良情绪，及时予以针对性安抚。若有必要，可予以音乐疗法等，以转移产妇注意力，进而减轻其不良心理；或予以产妇深呼吸法，也可转移产妇注意力，使其不良心理减轻。此外，产妇家属尤其是爱人多关爱、支持、理解产妇，并给予产妇一定的帮助，以便其保持乐观心态面对角色转变以及术后恢复。

胃肠功能紊乱是剖宫产术后最为常见的并发症，患者临床表现为术后排气、排便异常。恶心、腹胀、呕吐等，如若不及时处理，影响产妇产后进食、手术切口愈合等，还容易导致术后感染、脏器粘连、子宫复旧，严重影响产妇身心健康，降低母婴生活质量。胃肠道护理主要有以下几种。①按摩：术后 6 小时即可展开穴位按摩，首先在产妇乳房上覆盖温热毛巾（45 ℃—50 ℃），热敷 5 分钟左右，清洗乳头表面污垢，之后操作者一手将乳房托起，一手三指并拢，轻柔揉捏乳头与乳晕，之后用拇指指腹按摩产妇足三里穴、内关穴、天枢穴、上巨虚穴、中脘穴、三阴交穴，其中足三里穴、内关穴、天枢穴、上巨虚穴、三阴交穴均按摩 2 分钟，在按摩中脘穴的同时向外辐射 2 厘米，按摩时间为 3 分钟；手法由轻到重，反复按摩，每穴按摩频率为 60 次/min，3 次/d，等到产妇排气后停止按摩。②针灸治疗：患者术后 6 小时进行针灸治疗，选取足三里穴、天枢穴、下巨墟穴、上巨墟穴实施针灸治疗，留置银针 20—30 分钟，10—15 分钟针刺 1次。③耳穴埋豆：产妇术后 30 分钟即对其进行耳穴压豆干预，用医用酒精对耳郭涂抹消毒，待酒精晾干后，用接近镊子夹取王不留行耳穴贴固定在如下穴位：盆腔穴、内分泌穴、神门穴、脾穴、胃穴、大肠穴、小肠穴，王不留行耳穴贴送至相应穴位，确认紧贴后，双手按压穴位至产妇按压部位有发热、酸麻感为止，一般按压 50 下即可达到发热、酸麻感，贴敷后指导产妇自行按压，3 次/d，若产妇感到有明显疼痛时可自行按压，埋籽按压保持 2 日。④术后用肠蠕医用胶贴贴于产妇脐部，促进胃肠功能恢复，减轻腹胀、腹痛等症状。

对剖宫产产妇进行饮食干预及强化健康教育，可促进乳汁分泌及胃肠功能恢复，有助于新生儿的早期生长发育及产妇产后恢复。白萝卜、红豆等含有丰富的纤维素，中医认为该类食物具有消食导滞、下气宽中作用，因此术后 6 小时给予其白萝卜汤、红豆汤等食物，则可使胃肠蠕动增强、减少腹胀、促进排气、促进大小便通畅。

产妇剖宫产术后因失血耗气致气血亏虚或情志抑郁致肝气不舒，乳汁生化乏源，因而乳汁甚少或无乳可下。传统中医药疗法因具有整体调控和多因素调节的特点，对此类产后缺乳的治疗有着丰富的成功经验且相对安全。可用通络生乳方或补益通乳汤等具有益气养血、疏肝通络下乳为治则的方药。

产后盆底功能康复治疗对产妇来说尤为重要，一般在产后 6 周左右进行盆底功能康复治疗，可根据产妇术后恢复情况缩短或延长。凯格尔运动是临床常用盆底肌康复训练方法，在提升产妇的盆底肌强度、耐力等方面均具有重要意义。具体方法为缓慢收缩会阴和肛门至最大肌力后，持续 5 秒后再缓慢放松 5 秒。练习 20—30 次/min，2 次/d，训练至产后 12 周。但是该方法也存在一定不足，一是该训练动作较为枯燥乏味，产妇很容易丧失训练的热情，依从性较差；二是产妇难以准确识别盆底肌肌群，必须在专业医生的监督和指导下才能较好地完成，且必须要达到足够的运动量才能起效，导致临床单独应用该方法训练难以获得理想效果。阴道哑铃等阴道康复器辅助训练，能够摆脱时间和空间的限制，且操作简单，对产妇稍加指导即可自主完成，且价格低廉，较容易被产妇所接受。将凯格尔运动与阴道哑铃康复训练相配合，能够显著提升初产妇的盆底肌纤维肌力，改善其下尿路功能，加速产妇盆底肌功能恢复。

要注意保持伤口处的干燥清洁，特别是在夏天的时候，北方炎热，南方潮湿闷热，产妇容易出汗，伤口很容易就会受到汗渍的侵袭。产妇在每次洗澡之后，或是觉得伤口处有潮湿感觉的时候，就需要用使用干净的纱布将潮湿的地方轻轻蘸干，如果伤口出现了热、红、肿、痛、开裂等征象，或是出现了脓性的分泌物，抑或是产妇突发高烧，就一定不能犹豫，要及时到医院接受相关检查和治疗。在坐月子的时候，产妇应该尽量多休息，但不要完全一点都不动，可以适当地做一些力所能及的运动；同时尽量不要让产妇过于劳累，更不要弯腰提取和搬动重物，在抱孩子的时候，要注意不能挤压到伤口，以免伤口裂开。如果要翻身、咳嗽或者大笑，一定要用手轻轻捧住腹部，避免伤口裂开。

第三节　产褥期注意事项

产褥期是指胎盘娩出至全身各器官（除乳腺外）恢复或接近正常未受孕状态所需的一段时间，一般为 6 周。产褥期是产妇产后身体各器官恢复的重要时期，也是新生儿健康成长的关键时期。中医认为产褥期的妇女气血亏虚、营卫不固、恶露未净，机体的抗病能力下降，如不注意调理与养护，则易发生各种疾病，这种与分娩或产褥期相关的疾病称为"产后病"，且不易治疗。《产鉴》："妇人非止临产需忧，产后倍宜将息，勿以产时无他疾，乃纵心恣意，无所不犯，时犯微弱秋毫，感病重于山岳。"由此可以知道，古人对产褥期的调养异常重视，"坐月子"也成为了我国妇女的产褥期独特的传统文化。

要注意室内环境、温度等，产妇和新生儿的居室应清洁舒适、明亮、通风好，温度及湿度适中。即使在冬季也要有一定时间开窗通风，保持空气新鲜，产妇生产后，很容易使关节受到风、寒、湿的入侵，因此要注意避免直接吹风而感冒。要保持室内安静减少噪声，休养需要安静的环境，不要大声喧哗。要避免过多亲友入室探望或过多的人来回走动，以免造成空气污染。产妇穿着的服装应随气候及居住环境的温度、湿度变化，应穿着长袖上衣、长裤、袜子，避免着凉、感冒，做好适当的调整。不能与正常生活相差太远，夏季注意凉爽，冬季注意保暖。室内温度 25 ℃—26 ℃，湿度 50%—60%。

注意劳逸结合，保持良好生活习惯。产后生活要有规律，劳逸结合，每日保证 8 小时睡眠，多卧床休息，等体力逐渐恢复进行科学合理的锻炼，这样才有利于产后身体的恢复。不要躺在床上一动不动，卧床休息与适当活动相结合，分娩次日就可在床上翻身，半坐式与卧式交替休息，以后可在床边及房内走动，可做产后体操，能保持健康及尽早恢复体型，也可减少便秘。对于恶露的排出、筋骨及身材的恢复很有帮助。产后可根据身体情况，选择适当的时间走出室外，呼吸新鲜空气，晒太阳或增加散步的时间，这样会使人精神更加愉快，心情更为舒畅。

产后清洁卫生非常重要，产妇应注意个人卫生，产褥期出汗多，应勤换内衣，饭后要刷牙漱口，预防口腔感染和牙周炎。饭前便后洗手，喂奶前洗手。还应保持头发与身体的清洁，以免遭受细菌感染。在我国少数民族有一种说法，那就是一个月内不能洗头、洗澡，这是很不科学的，洗头、洗澡的温度应保持在 40 ℃左右（不用盆浴），避免水温过热，洗澡的时间尽量短，不要泡澡，以免脏水进入阴道引起感染，用具要清洁。洗完头后要及时用干毛巾擦干头发。指甲要常剪，以免划伤婴儿柔嫩的肌肤。

如果是冬天更需要特别注意保暖。产后阴道有恶露排出，外阴的清洁是产后清洁重要的一点，要注意保持外阴部清洁，每日用温开水洗外阴。选择洗液时，应注意安全性，尽量选择配方是植物中药，pH 值适合弱酸性外阴环境的洗液，比如妇炎洁等，其中含有苦参、百部等可以有效预防妇科炎症的发生。勤换内裤与卫生垫。大小便后避开伤口，用清洁卫生纸从前向后擦净，注意不要反方向，以免肛门周围细菌逆行造成感染。

生产之后产妇身体消耗特别大，并且还得有充足的奶水喂宝宝。因此，月子里的每一日都要吃好喝好，合理调配饮食，加强营养尤为关键。很多新妈妈在月子里"疯"补营养，结果却不尽如人意。月子里补养身体固然很重要，但一定要掌握科学的饮食之道，不然会事与愿违。主食要比妊娠晚期增加些，同时应多食一些瘦肉、鱼、蛋、牛奶和新鲜蔬菜。哺乳期应多一些半流食如鸡汤、鱼汤、排骨汤等，少食多餐。产妇急需补充营养，产褥期的营养，直接关系到产妇的身体康复及新生儿的健康成长。产褥期的保健措施多种多样，其中最重要的一条是调整饮食，加强饮食营养，使营养合理、平衡，尤其是分娩后的几日，消化功能逐渐旺盛的情况下，更要多吃各种清淡富于营养的食物。不要专吃高蛋白、高脂肪饮食，食谱要多样化。产妇在产褥期除多吃些肉、蛋、鱼等食品外，还要多吃一些新鲜蔬菜瓜果。如西红柿、丝瓜、黄瓜、鲜藕、橘子等，忌食辛辣、刺激、荤腥油腻之品。饮食方面有个人体质的差异性，应该有所不同；产褥期每日需要热量 2 700—2 800 kcal，蛋白质 100 克，比妊娠前的饮食量增加约 30％为好。总之要注意饮食调摄，饮食要考虑营养的均衡。女性的最佳生育年龄在 20—35 岁。如果超出 35 岁，则称为高龄产妇。高龄产妇较适龄产妇在妊娠期间患病的概率大，容易出现妊娠高血压等疾病。有下列情况者，在饮食方面要有所控制或倾斜：①有妊娠高血压综合征后遗症者，在治疗的同时，应少摄入盐。②有贫血症状者，则需要多摄入一些蛋白质食物，如黑木耳、海带、紫菜、猪肝等。③患有便秘者应多吃一些纤维食物，比如像蔬菜和水果，另外早晨可以喝点淡盐水或者蜂蜜水。④为了控制体重，少摄入一些含糖量高的食物。⑤嗜好品如香烟、酒继续像妊娠期那样控制，香辛调料和咖啡等最好不要过量。

孕期由于激素作用，乳房渐渐增大，不要穿过紧的内衣，以免影响乳房的发育和产后哺乳。乳房平坦或凹陷者，可每日两次进行伸展和牵拉练习。怀孕 6 个月后每日用温水擦洗乳头一次，擦洗时不要用力过猛。经常擦洗乳头能增强乳头皮肤的韧性，可防止产后乳头皮肤破裂。妊娠晚期 2 次/d 进行乳房按摩，促进乳房的发育。产后要早吸吮，分娩后 30 分钟，母婴裸体皮肤接触并让婴儿吸吮 30 分钟以上。早吸吮有利于早分泌乳汁、多分泌乳汁，也有利于乳房的健康和子宫的收缩。推荐按需哺乳，一般常用坐式、侧卧式、环抱式等喂奶方式。每次喂奶后应将乳汁排空，防止乳腺炎的发生。在哺乳期内，两个乳房要交替喂奶，一旦发现乳腺炎要及时去医院在医生指导下治疗。

注意产后并发症的发生，由于产褥期盆底组织松弛尚未完全恢复，产妇卧床休息时应更换体位，且产后不宜站立过久，并少做蹲位及手提重物等使腹压增加的活动或重体力劳动，以防子宫等盆腔脏器脱垂、压力性尿失禁的发生。每日应观察恶露情况是否正常，尤其是要注意恶露的质与量、颜色与气味的变化，可以估计子宫恢复的快慢，有无异常。产妇自己觉得下腹部痛、腰酸；产后 6 周检查时，子宫还没有恢复到正常大小，质地软，有压痛等，都是子宫复旧不全的表现。若合并感染，恶露有腐臭味，颜色也不是正常的血性或浆液性，而呈混浊、污秽的土褐色且有子宫压痛，应给予抗生素控制感染。

产妇需接受产后第 1 个月的产后检查，应依照医嘱定期进行产后检查。如有不适，应积极治疗，否则会有终身患病的风险。产褥期对于女性非常重要，女性全身器官各系统更好地完成产后的恢复，才能有更高质量生活。

第四节　产后饮食调护

产后身体不佳的原因可以概括为四个方面：一是亡血伤津。由于分娩用力、出汗、产创出血，导致阴血暴亡，虚阳浮散，易致产后血晕、产后痉源于《金匮要略》、产后发热、产后大便难、产后小便淋痛等。二是元气受损。由于产时用力耗气，或产程过长、耗气更甚，或失血过多、气随血耗，或产后操劳过早，导致气虚失摄，冲任不固，易致产后发热、产后恶露不绝、产后自汗、产后小便不通、产后乳汁自出等。三是瘀血内阻。分娩创伤，脉络受损，血溢脉外，离经成瘀；产后百脉空虚，起居不慎，寒热入侵，寒凝血瘀或热灼成瘀。元气亏虚，运血无力，血滞成瘀；情志所伤，气机不畅，气滞成瘀。胞衣残留，瘀血内阻，败血为病，易致产后血晕、产后发热、产后腹痛、产后恶露不绝、产后身痛、产后情志异常等。四是外感六淫或饮食房劳所伤。产后元气受损，气血俱伤，腠理疏松，卫表不固，所谓"产后百节空虚"，稍有不慎或调摄失当，便可发生产后痉证、产后发热、产后腹痛、产后恶露不绝、产后身痛等。

《胎产书》中也有建议孕产妇吃"鲜鱼""黑雌鸡"等内容，但产后的具体饮食调摄方法不详。《备急千金方》简称《千金方》，是中医学方书著作，由唐朝孙思邈撰于652年，此书受《胎产书》的影响深远。孙思邈将"妇人方"三卷列于《备急千金要方》卷首，并在该书序列中说："先妇人，小儿，而后丈夫……则是崇本之意也。"足见他对妇人的重视和思想的先进性。孙思邈认为产后妇女元气大伤，需要细致的护理和滋养，他在《千金方·卷第三·妇人方》中指出："凡妇人非止临产须忧，至于产后，大需将慎，笃之至，其在于斯。"又说："妇人产讫五脏虚羸，维得将补，不能轻泄。"认为产后妇人，五脏虚弱，如若随心所欲，不知禁忌，极易感染，继而导致疾病缠身，极难治愈。妇人产时气血大量消耗，产后还有恶露不断排出，子宫需要复原，此时脏腑相当虚弱，产后病的发生率很高。

在饮食方面，妇女产后应慎吃过热的饭菜和过热的药，禁食冰冷生硬的食物以保护脾胃和牙齿，饮食以温热接近体温为宜。食物宜清淡，不吃过油过燥的食物，以免影响乳汁。产后饮食要求调补适宜，并注意提早服用一些预防疾病的药物，提早进补。《千金要方·虚损》提到"凡产后七日，恶血未尽，不可服汤，候脐下块散，乃进羊肉汤"。若是暑月产子，不注意防护也易致病，夏日常因贪凉致病："取凉太多得风冷，腹中积聚，百病竞起。"常到年长也不能治愈。因此建议产妇在产褥期就服用一些调养之药，以预防各种疾病的发生。如服用"桃仁煎"或"四顺理中丸"或"石斛地黄煎""地黄羊脂煎""羊肉汤"等防止虚损、癖血不去的腹痛、癥瘕积聚等症，实为未病先防之举。

产后具体的饮食调摄应结合个人实际情况，必要时可咨询营养师或医生，制定个性化的饮食计划，结合现代医学的理念，饮食方案大体应遵从以下几点。清淡易消化：产后初期，尤其是自然分娩后的前几餐，应选择清淡、易消化的食物，如粥、面条、蒸蛋等。剖宫产后的产妇可能需要在医生指导下逐渐恢复正常饮食。营养均衡：产后饮食应多样化，包括谷物、蛋白质（鱼、禽、蛋、瘦肉）、蔬菜、水果、豆类及其制品、奶类及其制品等，以确保摄入足够的营养素。适量增加蛋白质：为了支持身体恢复和乳汁分泌，产后妇女应适量增加优质蛋白质的摄入，如鱼、禽、蛋、瘦肉等。补充微量元素：产后妇女需要通过饮食补充钙、铁、维生素 B_1、维生素 B_2 等微量元素，以支持乳汁中的营养和自身的健康。适量饮水：产后妇女由于乳汁分泌和出汗较多，需要保证充足的水分摄入。可以适当食用带汤的炖菜，如鸡汤、鱼汤等，以补充水分。避免过量摄入：产后饮食不宜过量，以免造成产后体重滞留，影响身体恢复。避免辛辣、油腻食物：辛辣、油腻的食物可能刺激肠胃，影响消化，应适当避免。

第五节　产后怎么保持充足的母乳

哺乳期内，产妇乳汁甚少，或无乳可下，称"缺乳"，又称"乳汁不足""乳汁不行"。《诸病源候论》最早列有"产后乳无汁候"，其云："妇人手太阳、少阴之脉，下为月水，上为乳汁……既产则水血俱下，津液暴竭，经血不足者，故无乳汁也。"

产妇哺乳期完全无乳或乳汁甚少，不足以喂养婴儿，称缺乳。多发生在产后2—3日至半个月内，也可发生在整个哺乳期。缺乳的原因为乳汁化源不足，无乳可下；或乳汁运行受阻，乳不得下。气血虚弱所致缺乳，为素体气血亏虚，或脾胃虚弱，气血生化不足，或产后操劳过度，耗伤气血，复因分娩失血耗气，以致气血虚弱，不能化生乳汁，因而乳汁甚少或无乳可下。肝郁气滞型的缺乳，是产妇素性抑郁，加之产时失血，肝失所养，肝郁更甚；或产后情志不遂，肝失条达，气机不畅，致乳络不通，乳汁运行不畅，因而缺乳。缺乳有虚实两端，如乳汁清稀，乳房柔软，属虚证，多为气血虚弱；若乳汁浓稠，乳房胀硬疼痛，属实证，多为肝郁气滞。此外，精神紧张、劳逸失常、营养不良或哺乳方法不当等，均可造成乳汁分泌不足。

缺乳的治疗以调理气血，通络下乳为主。虚者补益气血，实者疏肝解郁，均宜佐以通乳之品。气血虚弱所致缺乳需要补气养血，佐以通乳。方药可用通乳丹（《傅青主女科》），《傅青主女科·产后》有言："妇人产后绝无点滴之乳，人以为乳管之闭也，谁知是气与血之两涸乎。夫乳乃气血之所化而成也，无血固不能生乳汁，无气亦不能生乳汁。然二者之中，血之化乳，又不若气之所化为尤速。新产之妇，血已大亏，血本自顾不暇，又何能以化乳？乳全赖气之力，以行血而化之也。今产后数日，而乳不下点滴之汁，其血少气衰可知。气旺则乳汁旺，气衰则乳汁衰，气涸则乳汁亦涸，必然之势也。世人不知大补气血之妙，而一味通乳，岂知无气则乳无以化，无血则乳无以生……治法宜补气以生血，而乳汁自下，不必利窍以通乳也。"通乳丹方中药物有人参、黄芪、当归、麦冬、木通、桔梗、猪蹄。通乳丹主治产后气血两虚，乳汁不下。方中人参、黄芪补气；当归、麦冬养血滋阴增液；桔梗、木通利气通络；猪蹄补血滋养通乳。全方共奏补气养血，通络下乳之功。若食少便溏者，加炒白术、茯苓、炒扁豆健脾渗湿；头晕心悸者，加阿胶、白芍、何首乌养血安神。

肝郁气滞型的缺乳需要疏肝解郁，通络下乳。方药推荐下乳涌泉散（《清太医院配方》），方剂组成为柴胡、青皮、当归、白芍、川芎、生地黄、天花粉、白芷、穿山甲、王不留行、漏芦、通草、桔梗、甘草。下乳涌泉散主治产妇乳汁不行。方中柴胡、青皮疏肝解郁；当归、白芍、川芎养血行血；生地黄、天花粉补血滋阴；白芷入阳明，气芳香以散风通窍；穿山甲、王不留行、漏芦通络下乳；桔梗、通草理气通络；甘草调和诸药。全方共奏疏肝理气，补血养血，通络行乳之效。若乳房胀痛甚者，酌加橘络、丝瓜络、香附以增理气通络，行气止痛之效；乳房胀硬疼痛，局部有热感，触之有块者，加蒲公英、夏枯草、赤芍、路路通以清热散结通络；若乳房红肿掣痛，伴高热恶寒，或乳房结块有波动感者，应按"乳痈"诊治。

缺乳还可用中成药、针灸、外用熏洗、食疗等方法进行调理，简廉便捷。如中成药可用补血生乳颗粒，每次4克，每日2次，温开水冲服。适用于气血虚弱者。而下乳涌泉散适用于肝郁气滞者，每次 1 袋（30 克），水煎 2 次，煎液混合后分 2 次口服；针灸治疗则主穴膻中、乳根，配穴少泽、天宗、合谷；局部熏洗可在局部用陈皮煎水外敷乳房，或用热水、葱汤熏洗乳房，以宣通气血；食疗药膳方面可用猪蹄 2 只，通草 24 克，同炖，去通草，食猪蹄饮汤。或生黄芪 30 克，当归 9 克，炖猪蹄。另有鸡血藤、大枣、桑寄生，煎水代茶饮。

产后缺乳有虚实两证。虚者，气血虚弱，乳汁化源不足，无乳可下；实者，肝气郁滞，乳汁排出不畅。治疗以调理气血，通络下乳为主。虚者，补益气血，同时佐以滋液之品，以增乳汁之化源；实者，疏肝解郁，佐以补血之品，以养血调肝。然而无论虚实，均宜佐以通络下乳之品，以助乳汁分泌。缺乳无论虚实，预后均较好。若治疗及时，脾胃功能、气血津液恢复正常，则乳汁可下；但若身体虚弱，虽经治疗，乳汁无明显增加或先天乳腺发育不良"本生无乳者"，则疗效不佳；若肝气郁滞，乳汁壅滞，经治疗乳汁仍然排出不畅，化热成脓，可发展为乳痈。

第六节　产后情绪调节

妇女产后百日以内，一定要关怀抚慰，防止其忧郁恐慌，警惕产褥期抑郁症的发生。产妇在产褥期出现精神抑郁，沉默寡言，情绪低落，或心烦不安，失眠多梦，或神志错乱，狂言妄语等症，称为"产后情志异常"，通常在产后 2 周出现症状。《诸病源候论·产后风虚癫狂候》较早论述了类似病证："产后血气俱虚，受风邪入并于阴则癫忽发……邪入并于阳则狂，发则言语倒错，或自高贤，或骂詈不避尊卑是也。"《妇人大全良方》较广泛地论述相关病证，分列有"产后癫狂""产后狂言谵语如有神灵""产后不语""产后乍见鬼神"等方论，为后世奠定了基础。

产后情志异常有三种情况：第一种，心血不足，素体血虚。或产后失血过多，或产后思虑太过，所思不遂，心血暗耗，血不养心，心神失养，故致产后情志异常；第二种，肝气郁结，素性忧郁。胆怯心虚，气机不畅，复因产后情志所伤或突受惊恐，加之产后血虚，肝血不足，肝不藏魂，魂不守舍，而致产后情志异常；第三种，血瘀。产后元气亏虚，复因劳倦耗气，气虚无力运血，血滞成瘀，或产时、产后感寒，寒凝血瘀，或产后胞宫瘀血停滞，败血上攻，扰乱心神，神明失常，而致产后情志异常。

产妇可见精神抑郁，情绪低落，伤心落泪，默默不语，悲观厌世，失眠多梦，易感疲乏无力，或内疚、焦虑、易怒，甚则狂言妄语，如见鬼神，喜怒无常，哭笑不休，登高弃衣，不认亲疏等。多在产后2周内发病，产后4—6周症状逐渐明显。治疗上应重视产后多虚多瘀及气血变化的特点，根据产后全身症状及舌脉，辨明虚实及在气在血，分而治之。产后情绪低落，忧郁焦虑，悲伤欲哭，不能自制，心神不安，失眠多梦，气短懒言，舌淡，脉细者，多属虚；产后忧郁寡欢，默默不语，失眠多梦，神志恍惚，狂言妄语，舌暗有瘀斑，苔薄，脉弦或涩，多属实。应以调和气血，安神定志为主。同时配合心理治疗；若心血不足为其证，则应养血滋阴，补心安神，可用天王补心丹调理。《陈素庵妇科补解·产后众疾门》："产后恍惚，由心血虚而惶惶无定也。心在方寸之中，有神守焉，失血则神不守舍，故恍惚无主，似惊非惊，似悸非悸，欲安而忽烦，欲静而反扰，甚或头旋目眩，坐卧不安，夜则更加，饥则尤剧，宜天王补心丹。"若肝气郁结，就应疏肝解郁，镇静安神，可选择逍遥散加夜交藤、合欢皮、磁石、柏子仁；血瘀证则应活血化瘀，镇静安神，方剂推荐癫狂梦醒汤加龙骨、牡蛎、酸枣仁，癫狂梦醒汤具体组成有：桃仁、赤芍、柴胡、香附、青皮、陈皮、大腹皮、桑白皮、紫苏子、木通、半夏、甘草。癫狂梦醒汤主治癫狂，哭笑不休，詈骂歌唱，不避亲疏者。方中重用桃仁、赤芍活血化瘀。柴胡、香附理气解郁。青皮、陈皮、大腹皮、桑白皮、紫苏子行气降气。木通泻火行水，通血脉。半夏、甘草和胃调中。加龙骨、牡蛎、酸枣仁镇静安神。诸药合用，共奏活血化瘀，镇静安神之效。

其他中成药可选择天王补心丹，每次1丸，每日2次，口服。适用于心血不足证，或是逍遥丸每次1丸，每日2次，口服；或水丸，每次6—9克，每日1—2次，口服。适用于肝气郁结证。针灸治疗宜取穴肝俞、肾俞、关元、气海、三阴交等穴，用补法并加艾灸。适用于心血不足证。肝气郁结证宜取穴肝俞、心俞、内关、神门、三阴交等穴，用泻法。

产后的心理治疗是预防产后抑郁症最关键的一点，产后抑郁大多还是情志相关的疾病，产妇配偶及父母、公婆，都应为产妇建立良好、融洽的家庭环境氛围，给予产妇足够的社会支持和重视。了解产妇的心理状态和个性特征，设身处地为她着想，循循善诱，缓解其精神压力。必要时配合使用其他心理治疗方法。《妇人大全良方》曰："改易心志，用药扶持。"即是用心理治疗先医其心，然后根据病情用药物调整，心态复常，才能取得较好的疗效。产后抑郁初起，经过药物及心理治疗，预后良好。若治疗不及时，产妇可出现自杀倾向或杀害婴儿，影响夫妻关系及整个家庭。再次妊娠约有 20％复发率，其第二代的认知能力可能受一定的影响。

第七节 产后形体修复与保健

产后气血不足，外邪易于入侵，稍有感触就易致病。所以"产后，大须将慎"。产妇应卧床休息，不宜过早操劳负重，以免发生产后血崩、阴挺下脱之症。《千金要方》："产后百日，极须殷勤忧畏，勿纵心犯触。"产后百日内不可行房，否则易患"褥风"或"脐下虚冷"症，即产后中风。产后除了慎行房事外，还有其他形体修复及保健需要注意调养的情况，如产后恶露不尽、漏尿、产后漏乳等，都是产后需要特别注意的形体修复与保健内容。

产后血性恶露逾 10 日仍淋沥不止，或有恶臭味，可伴神疲懒言，气短乏力，小腹空坠，或伴小腹疼痛拒按者，称为"产后恶露不绝"，又称"产后恶露不尽""产后恶露不止"。临床表现为出血多时可合并贫血，严重者可致昏厥。本病始见于《金匮要略·妇人产后病脉证并治》。《诸病源候论·产后崩中恶露不尽候》明确了本病的病因病机为"风冷搏于血""虚损""内有瘀血"所致，对瘀血治疗提出"不可断之，断之终不断"的观点。《医宗金鉴·妇科心法要诀》提出根据恶露的色、质、气味辨虚实的原则。《傅青主女科·产后编》立加减生化汤为治。因产后子宫复旧不全、胎盘胎膜残留、子宫内膜炎所致晚期产后出血及中期妊娠引产、人工流产、药物流产后表现为恶露不尽者，均可参照本病辨证治疗。本病若及时治疗，大多可愈。若出血日久可导致贫血，如有胎盘胎膜残留，可继发感染，严重者可因出血过多而昏厥，应积极抢救。对于产后出血淋沥不止，达2—3个月者，应高度警惕滋养细胞疾病，宜做相关检查。

产后恶露不尽的发病机制主要为胞宫藏泄失度，冲任不固，气血运行失常。或因气虚素体气虚，正气不足，复因产时气随血耗，或产后操劳过早，劳倦伤脾，中气不足，冲任不固，血失统摄，以致恶露日久不止；或是素体阴虚，因产后亡血伤津，营阴更亏，阴虚则内热；或产后感受热邪；或因情志不遂，肝郁化热，热扰冲任，迫血妄行，而致恶露不绝；又或血瘀产后胞宫、胞脉空虚，寒邪乘虚而入，血为寒凝，结而成瘀；或七情内伤，气滞而血瘀，瘀阻冲任，血不归经，以致恶露淋沥不尽。其辨证应以恶露的量、色、质、气味等，并结合全身症状辨别寒热、虚实。如恶露量多，色淡，质稀，无臭气者，多为气虚；色红或紫，黏稠而臭秽者，多为血热；色暗有块，小腹疼痛者，多为血瘀。治疗应遵循虚者补之，瘀者攻之，热者清之的原则分别施治，并随证选加相应止血药以达标本同治。

气虚证需要益气摄血固冲，可用补中益气汤加阿胶、艾叶、乌贼骨。若症见恶露过期不止，腰膝酸软，头晕耳鸣者，此乃肝肾不足，酌加菟丝子、金樱子、续断、巴戟天等补肝肾，固冲任；血热证治法为养阴清热，凉血止血。方用保阴煎加煅牡蛎、地榆。若兼乳房、少腹胀痛，心烦易怒，恶露夹血块，口苦咽干，脉弦数者，此属肝郁血热之证，治宜疏肝解郁，清热止血，方用丹栀逍遥散（方见月经先期）加生地黄、墨旱莲、茜草清热凉血止血；血瘀证则需活血化瘀，理血归经。方选生化汤加益母草、茜草、三七、蒲黄。若兼口干咽燥，舌红，脉弦数者，酌加地榆、黄柏以清热止血；若气虚明显，伴小腹空坠者，加党参、黄芪补气摄血；若瘀久化热，恶露臭秽，兼口干咽燥，加紫草、马齿苋、蒲公英清热化瘀；若为胞衣残留者，视具体情况，可行清宫术，并配合中西药物治疗。

中成药选择方面，血瘀者可择加味生化颗粒，每次1袋（10克），每日3次，温水冲服。血热者宜用葆宫止血颗粒，每次1袋（15克），每日3次，温水冲服。在针灸治疗方面，气虚型取关元、足三里、三阴交等穴；血瘀者取中极、石门、地机等穴。耳针则取子宫、神门、交感、内分泌、脾、肝、肾、皮质下等穴。用于虚证，艾灸可取脾俞、神阙、气海、足三里（双）、血海（双）、三阴交（双）等穴。

产后 10 日，血性恶露仍淋沥不尽，临床应视为异常，需积极治疗。恶露不净，出血日久易致失血耗气，使病情加重，影响子宫复旧和变生他病，甚或导致大出血引起晕厥。在治疗用药方面，针对恶露不绝虚中夹实、瘀热互见的病理，施以益气、化瘀、清热为主的治法。若发现有胎盘胎膜残留，有活动性出血者，应尽快清宫。对于久治不愈者，需警惕变生他病。临证中，根据产后恶露不绝的中医理法方药治疗引产后、人工流产后、药物流产后的阴道异常出血，亦可取得很好的疗效。

产后漏尿、尿频、尿急又称"产后淋"。《经效产宝·产后淋病诸方论》："产后患淋，因虚损后有热气客于胞中。"《妇人大全良方·产后门》云："产后诸淋，因热客于脬，虚则频数，热则涩痛，分虚实论治。"《女科证治准绳·产后门》："产妇小水淋沥或时自出，用分利降火之剂二年不愈，余以肺肾之气虚，用补中益气汤、六味地黄丸而愈。"产后淋主要病机是膀胱气化失司，水道不利。产妇多有产后尿潴留，多次导尿史；外阴伤口愈合不良，或分娩及产后失血过多史；或情志所伤史。症状以产后出现尿频、尿急、淋沥涩痛为主要症状。实证者多见小便涩痛，尿黄赤色深，伴口渴心烦，舌红，苔黄腻，脉滑数；虚证者多见小便短涩，淋沥灼痛，伴腰酸，手足心热，头晕耳鸣，舌红，少苔，脉细数。产后淋以热证、实证居多，临证以清热通淋为主，根据虚实的不同，实则清利，虚则补益。但鉴于产后多虚多瘀的特点，清热不可过于苦寒，除湿不宜过于通利，补虚不忘化瘀。

若是湿热蕴结证，则应清热利湿通淋。方药用加味五淋散加益母草；若热伤胞络，尿色红赤者，加小蓟、地榆、白茅根、益母草、墨旱莲以清热利尿止血；若口舌生疮，心烦者，加竹叶以清心除烦；若小便混浊者，加萆薢、石菖蒲以分清泌浊；若肝经郁热，口苦便干，心烦易怒者，加龙胆、茵陈以清肝泄热；若口渴引饮，舌红少津者，加知母、玉竹、石斛以养阴生津。

肾阴亏虚证则应滋肾养阴通淋。方药用知柏地黄丸加猪苓、川牛膝；若虚火内盛，潮热明显者，加地骨皮、生地黄、玄参以滋阴清热；心烦少寐者，加酸枣仁、柏子仁以滋阴安神，交通心肾；尿中带血者，加白茅根、小蓟等以清热凉血止血。

肝经郁热证则宜疏肝清热通淋之法。方药：沉香散（《医宗必读》），组成：沉香、石韦、滑石、瞿麦、冬葵子、当归、王不留行、赤芍、白术、甘草。沉香散主治气淋，方中沉香理气行滞；石韦、滑石、瞿麦、冬葵子行水通淋；当归、赤芍、王不留行养血化瘀；白术健脾行水；甘草缓急止痛，调和诸药。若小腹胀满，胸胁胀痛明显者，加青皮、柴胡、枳壳以疏肝理气止痛；若恶露日久不止，小腹疼痛者，加益母草、炒蒲黄、五灵脂以化瘀止痛。

哺乳期内，产妇乳汁不经婴儿吸吮而自然流出者，称"乳汁自出"，亦称"漏乳"。本病始见于《诸病源候论·产后乳汁溢候》："经血盛者，则津液有余，故乳汁多而溢出也。"《妇人大全良方》指出"产后乳汁自出"乃"胃气虚"之故。《校注妇人良方》则进一步提出本病除"气血俱虚"外，"肝经血热""肝经怒火"亦可引起乳汁自溢。

若乳母身体健壮，气血旺盛，乳汁充沛，乳房饱满，由满而溢，或断乳之时乳汁难断而自出者，均不属病态。本病主要病机为胃气不固，气虚失摄；或肝经郁热，迫乳外溢。气虚失摄证多因产耗气失血，中气不足；或饮食劳倦伤脾，脾胃虚弱，摄纳无权，而致乳汁随化随出。肝经郁热则是产后情志抑郁，郁久化火；或大怒伤肝，肝火亢盛，火盛令肝疏泄太过，迫乳外溢，而致本病。若产妇在哺乳期中，乳汁不经婴儿吸吮或挤压而自然溢出。双侧乳头或一侧乳头乳汁点滴而下，乳汁清稀或浓稠，渗湿衣衫。乳头未见皲裂，乳房柔软或胀满，则可初步诊断为漏乳。

漏乳分虚实两端。应根据乳房有无胀痛、是否柔软及乳汁稀稠进行辨证。乳汁清稀，乳房柔软者，为气虚失摄；乳汁浓稠，乳房胀痛者，为肝经郁热。在治法上，虚者宜补气摄乳；实者宜清热敛乳。虚者宜补气养血，佐以固摄。方药可用补中益气汤加芡实、五味子。肝经郁热则需疏肝解郁，清热敛乳。方药用丹栀逍遥散去生姜，加生地黄、夏枯草、生牡蛎。气虚失摄者中成药治疗宜补中益气丸每次 9 克，每日 2—3 次，口服；肝经郁热证者中成药治疗宜加味逍遥丸每次 9 克，每日 2 次，口服。

针灸治疗漏乳时，主穴取膻中、气海、少泽、乳根、膈俞、行间固摄止乳。加足三里、脾俞、胃俞、肺俞、心俞补脾益气，固摄止乳，针用补法加灸，适用于气虚失摄证；加太冲、中都、期门、肝俞、肩井、足临泣以疏肝解郁止乳，针灸并用，针用泻法，适用于肝经郁热证。食疗方有麦芽蝉衣汤和山楂神曲饮，麦芽蝉衣汤为麦芽60克，蝉蜕6克，白糖适量。水煎去渣，入白糖，日服3—4次。山楂神曲饮为山楂10克，神曲10克，红糖适量。山楂、神曲煎汤去渣，入红糖，分3次服完。

　　本病临床辨证时应注意乳汁量、质及乳房柔软或胀痛等要点。治疗以敛乳为主。虚证以补气为主，养血为辅，但补血不宜过于滋腻，以防碍胃伤脾；实者疏肝清热，凉血敛乳。本病一般预后良好。及时治疗，加强营养，多可痊愈。但若溢出为血性液，乳房有块者，应警惕乳癌。

第九章 《胎产书》指导下幼儿护理

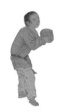

马王堆汉墓出土的《胎产书》中有论及幼儿保健的内容。文中有言："字者，且垂字，先取市土濡请（清）者，囗之方三四尺，高三四寸子既产，置土上，勿庸囗，令婴儿囗上，其身尽得土。乃浴之。为劲有力。"该文献记载了使婴儿健壮之法，以婴儿初生时周身黏土，寓土生万物，土能长养之意，使婴儿得泥土之气而健康强壮。草木茂盛处之土气必肥沃，故取"市土"用之。另曰："字者已，即燔其褥，置水中，（以浴）婴儿，不疙瘙（瘙）。"此条资料记载了保持产后幼儿健康之法，具体方法是将产褥焚烧成灰后，投入水中以供初生儿洗浴，可使其不患病。同时为后世给幼儿保健及预防疾病提供了良好的范例。从目前《胎产书》保留的内容来看，暂无可以明确借鉴的幼儿护理的内容，但却可以从书中的保健及预防疾病方法中挖掘幼儿护理的指导思想。故本章具体内容主要借鉴后世深受《胎产书》影响的医书及现当代幼儿护理经验进行编写。

第一节 新生儿生理特征

掌握新生儿的生理特征是了解他们如何适应这个新世界的关键。从他们的头顶到脚趾，新生儿展现出一系列生理特性，这些特性不仅反映了他们在子宫内发展的历程，还帮助他们在出生后的生活中适应环境。新生儿生理特征包括他们的皮肤、呼吸、循环系统、消化系统、神经系统和感官功能，以及他们如何应对外部环境的变化。

一、皮肤特征

新生儿的皮肤极其娇嫩，具有多项独特的生理特征，这些特征反映了它在胎儿期的适应性变化以及出生后面对新环境的适应需求。新生儿皮肤的显著特点包括薄而透明、覆盖胎脂、易受刺激和快速变化。薄而透明：新生儿的皮肤比成人更薄，皮下脂肪层较少，这使得他们的皮肤看起来略显透明。这一特点意味着新生儿对温度变化更为敏感，容易受到外界环境影响。胎脂覆盖：大多数新生儿出生时身体上覆盖着一层白色蜡状物，称胎脂。胎脂是一种保护性涂层，能够在宫内保护皮肤，帮助新生儿的皮肤抵抗出生时和出生后的头几周经历的湿润环境，同时也有助于维持体温。因此皮肤护理应使用温和的婴儿专用清洁产品，避免频繁洗澡，以保护宝宝的皮肤不失去过多的天然油脂。易受刺激：由于新生儿皮肤的屏障功能未完全发展，他们的皮肤对于化学物质、机械摩擦和细菌感染等更为敏感。因此，保持新生儿皮肤的清洁和干燥非常重要。快速变化：新生儿的皮肤在出生后的几周内会经历快速变化，包括脱皮、色素沉着和可能的暂时性皮疹。这些变化通常是正常的，反映了皮肤适应新环境的过程。此外，新生儿可能出现各种皮肤变化，如新生儿红疹、黄疸、褥疮等，这些大多是正常现象，随着时间的推移会自然消退。

二、呼吸特征

新生儿的呼吸模式与成人截然不同，其呼吸系统展现出独特的生理特征。从胎儿依赖于母体的胎盘交换气体，到出生后必须自主进行呼吸，这一转变是新生儿生理适应中最显著的变化之一。呼吸频率和模式：新生儿的呼吸频率较快，平均每分钟为30—60次，而且呼吸模式可能不规则。这是因为新生儿的呼吸控制中枢还不完全成熟。周期性呼吸：新生儿可能会表现出周期性呼吸，即呼吸之间会有短暂的停顿，这是正常现象。这种呼吸模式通常在睡眠时更为明显。呼吸适应：初始几小时至几天内，呼吸速率和深度不断变化，这是正常现象。然而，平时应当注意呼吸过快或持续的呼吸困难，这可能是需要医疗评估的迹象。

三、循环系统特征

新生儿的循环系统经历重大改变，从依赖母亲的循环系统转变为独立运作。心脏和血管的变化：出生时，随着首次呼吸，肺部血管的阻力急剧下降，肺血流量增加，导致右至左的胎儿血液流动方式发生改变。原本维持胎儿循环的几个临时结构会逐渐关闭，如动脉导管和卵圆孔，这些改变确保了血液能够通过新生儿的肺部进行氧合，适应空气呼吸的新环境。氧合能力的增加：新生儿的肺开始扩张，进行气体交换，这标志着他们开始依靠自己的循环系统进行氧合，而不是依赖胎盘。随着肺功能的成熟，氧合效率会逐渐提高。心率和血压：新生儿的心率相对较高，一般范围在120—160 次/min，这是因为他们的心脏相对较小，需要更快地跳动以满足身体的需求。新生儿的血压较成人低，但会随着年龄增长而逐渐增加。

四、消化系统特征

新生儿消化系统确保了新生儿能够适应生命早期的环境变化。消化能力与粪便：虽然新生儿的消化系统在出生时就已经发育成熟，但它的消化能力还是比较有限。新生儿主要通过吸吮母乳或配方奶来获得营养，初乳富含营养和抗体且易于消化，对宝宝的健康至关重要。应根据宝宝的需求进行喂养，无论是母乳还是配方奶，确保宝宝得到足够的营养。新生儿可能会经历初乳便（胎粪），这是一种黑色、黏稠的粪便，含有在子宫内积累的物质。随着喂养的开始，粪便会逐渐变化，颜色和质地都会发生变化。新生儿可能会经历吐奶、胀气或便秘，这些大多数情况下属于正常的生理现象。胃容量的限制：新生儿的胃容量相对较小。出生时胃容量为5—7毫升，一周后可增加到约30毫升，这是新生儿需要频繁喂养的原因。肠道菌群的建立：出生后，新生儿的肠道开始被有益细菌如乳杆菌和双歧杆菌等定植。这些菌群对新生儿的健康至关重要，有助于消化和吸收营养，同时还能保护肠道免受有害细菌的侵袭。肝脏功能：新生儿的肝脏功能逐渐成熟，肝脏在代谢和解毒方面的作用逐渐增强。例如，肝脏负责处理胆红素，胆红素是由血红蛋白分解产生的黄色素。新生儿常见的生理性黄疸就是由于新生儿肝脏处理胆红素能力不足导致的。

五、神经系统特征

新生儿的神经系统是其生理特征中极为重要的一部分，它们在出生时就显示出了特定的成熟度和发展潜力。大脑发展：新生儿大脑在出生时相对未成熟，但是非常适合接受外部环境的刺激。大脑的快速增长特别明显，在头两年内，大脑重量可以增加到成人的75％。这一时期，神经连接（突触）的形成速度极快，这些连接是学习和记忆的基础。神经系统的可塑性：新生儿的神经系统具有高度的可塑性，意味着它能够根据经验和外部刺激进行重组和适应。这种可塑性是学习新技能、适应环境和修复损伤的基础。反射行为：新生儿期的一个显著特点是存在许多生理反射，如吸吮反射、抓握反射、寻乳反射等。这些反射是大脑干部分发育成熟的直接表现，它们帮助新生儿适应生活环境，保护自身安全，并为今后学习更复杂行为奠定基础。睡眠模式：新生儿大部分时间都在睡觉，每日需要16—18小时的睡眠。他们的睡眠周期较短，经常需要醒来喂食。应当确保宝宝睡在安全的环境中以及平坦、坚硬的表面上，避免使用过软的床垫或过多的床上用品枕头、玩具，以减少窒息的风险。

六、感官功能特征

新生儿期是感官适应新环境的关键时期。这一时期，适当的刺激和积极的互动对促进婴儿的感官成熟至关重要。视觉：新生儿的视觉是感官中最不成熟的。出生时，他们能看见物体，但视力模糊，只能识别20—30厘米（脸离宝宝的距离）的距离。新生儿偏好高对比度的图案和脸部图案。视力会在接下来的几个月中迅速发展。听觉：相比视觉，新生儿的听觉较为发达。他们能够识别声音，并且对人声特别感兴趣，特别是母亲的声音。听觉的发达对语言学习和社交互动至关重要。触觉：新生儿的触觉非常敏感。他们通过皮肤感受抚触、温度和疼痛。亲密的身体接触对于新生儿的情感发展和安全感建立非常重要。味觉和嗅觉：新生儿能够感受到味道和气味，他们对甜味有天生的偏好，这可能与母乳的味道有关。新生儿也能通过嗅觉识别母亲，这对于母婴间的早期绑定非常重要。

第二节　新生儿常见疾病与护理

新生儿期是从出生到生命的第 28 日，这一时期内新生儿面临着多种健康挑战和潜在的疾病威胁。理解新生儿常见疾病及其护理措施对于确保他们健康成长至关重要。本节将探讨新生儿期的常见疾病，包括呼吸障碍、感染、黄疸、消化系统问题、先天性异常等，同时提供相应的护理建议。

一、新生儿呼吸障碍

新生儿呼吸障碍是指新生儿出生后呼吸困难的现象，包括呼吸过快、过慢或不规则等。呼吸障碍在新生儿中相对常见，这可能是由于早产、感染、出生过程中的应激、新生儿肺部液体未能完全吸收或其他肺部疾病所导致。常见疾病有呼吸窘迫综合征、暂时性呼吸困难和肺部感染。大多数患有这些问题的新生儿都能得到有效的治疗和恢复。护理措施：①出生后立即清理新生儿的口鼻，确保呼吸道畅通无阻。②维持温暖稳定的环境，减少能量消耗。③对于呼吸困难的新生儿，可能需要提供氧气支持或更高级别的呼吸支持，如持续正压呼吸（CPAP）或机械通气。④密切监测新生儿的呼吸状况（呼吸频率和节律）、血氧饱和度和其他生命体征，寻找呼吸困难的迹象，如吸气时皮肤凹陷，及时调整治疗方案。

二、新生儿感染

新生儿感染是新生儿期间较为常见的健康问题之一。这些感染可能包括细菌、病毒或真菌感染，常见的感染有脐带感染、肺炎、脑膜炎等。新生儿的免疫系统尚未完全发育，使他们对这些病原体更加敏感。《胎产书》幼儿初生时周身黏土、产褥烧灰洗浴等，可使其不患病，可能就是通过泥土或草木灰密切接触新生儿皮肤的方式增强免疫力，从而起到预防感染的目的。现今许多地方还常用枫球、艾叶煎水或猪胆汁兑水洗浴新生儿，就是源于这种方法，可见此法对新生儿的健康成长是有益处的，值得我们今天借鉴。

护理措施：①保持新生儿居住和活动的环境清洁，减少病原体的传播机会。②护理人员和家属在触摸新生儿前应彻底洗手，避免交叉感染。③鼓励母乳喂养，因为母乳中含有免疫因子，可以帮助新生儿抵抗感染。④按照儿童预防接种计划进行疫苗接种，增强新生儿对特定疾病的免疫力。观察新生儿是否有发热、哭闹不安或喂养困难等感染迹象。

三、新生儿黄疸

新生儿黄疸是指新生儿皮肤和眼球黄染的现象，通常发生在出生后的第2—3日，大多数情况下在生后1—2周内自然消退。新生儿黄疸主要由于新生儿体内的胆红素代谢不成熟所致。胆红素是红细胞分解的一种正常产物，由于新生儿肝脏功能尚未完全成熟，无法有效处理这些胆红素，导致其在血液中积聚，从而引起皮肤和眼白发黄。

护理措施：①对于轻度到中度的新生儿黄疸，光疗是一种有效的治疗方法。将新生儿置于特殊的蓝光灯下，光疗可以帮助分解血液中的胆红素，从而降低血液中的胆红素水平。②鼓励母乳喂养或配方奶，增加喂养次数可以帮助促进胆红素的排泄。③密切监测新生儿的胆红素水平，监测新生儿的皮肤和眼睛黄染程度，必要时进行血液替换治疗。

四、消化系统问题

新生儿消化系统问题也是比较常见的，包括但不限于喂养困难、胃食管反流、腹泻和便秘等。新生儿的消化系统仍在发育中，因此他们更容易受到消化不良和其他相关问题的影响。

护理措施：①确保喂养方式正确，包括母乳喂养的正确姿势和配方奶喂养的适当稀释。②根据新生儿的年龄和需求调整喂养频次和量，避免过量或不足。③喂养后适当拍嗝，帮助新生儿排出吞咽的空气，减少胃食管反流的可能。④定期检查新生儿的排便情况，如有异常及时寻求医生的帮助。

五、先天性异常

先天性异常指的是新生儿在出生时就存在的异常情况，这些异常可能影响身体结构、功能或代谢。常见的先天性异常包括先天性心脏病、唇腭裂、脊柱裂、先天性髋关节脱位等。

护理措施：①通过产前筛查和出生后的早期检查，及时识别先天性异常。对于高风险妊娠，如糖尿病母亲、有遗传病史的家庭，应加强监测。②对于被诊断出有先天性异常的新生儿，应由跨专业团队进行管理，包括儿科医生、外科医生、遗传咨询师等，以制定个性化的治疗和护理计划。③提供必要的家庭支持和教育，帮助家庭成员理解新生儿的状况，学习如何照顾有特殊需要的儿童。④定期对新生儿进行健康检查，评估其发展情况，并及时提供早期干预服务，以促进其最佳发展。

六、新生儿生长发育问题

新生儿的生长发育问题可能表现为生长迟缓、发育迟滞等。这些问题可能是由于遗传因素、营养不良、感染或其他健康问题导致。

护理措施：①确保新生儿获得足够的营养，母乳喂养是首选，因为母乳能提供最适合新生儿成长所需的营养和免疫保护。②通过定期的身高、体重和头围测量，监测新生儿的生长发展情况，并与儿童生长标准进行比较，以早期发现生长发育问题。③对于生长发育迟缓的新生儿，应及时进行专业评估，并提供早期干预措施，如营养支持、物理治疗等，以促进其发展。④创建一个支持性的家庭环境，为新生儿提供充足的爱和关怀。同时，为家庭成员提供心理支持和指导，帮助他们应对与新生儿健康相关的压力和挑战。

第三节　新生儿营养需求与喂养

新生儿是指从脐带结扎到生后 28 日内（<28 日）的婴儿。出生后 1—180 日内的婴儿，即 6 月龄内阶段。是一生中生长发育的第一个高峰期，对能量和营养素的需要高于其他任何时期；但婴儿消化器官和排泄器官发育尚未成熟。功能不健全，对食物的消化吸收能力及代谢废物的排泄能力仍较低。这段时期内的合理喂养和良好营养无疑是儿童近期和远期健康的最重要因素之一。

新生儿可以说是生命的奇迹，是整个家庭的希望和未来。为了确保新生儿健康成长，正确的营养供给和喂养方式至关重要。本文将探讨新生儿的营养需求和喂养方法，帮助父母更好地照顾自己的宝宝。新生儿呱呱坠地，一声啼哭给新手父母带来无比喜悦，但随之而来的是如何照护喂养这个可爱小宝宝呢？宝宝刚出生，胃肠功能未发育成熟，在喂养过程中难免会碰上许多问题，因此新手父母需知晓新生宝宝营养与喂养的相关事项。

一、新生儿的营养需求

新生儿是一个生长迅速的阶段，他们需要充足的营养来支持身体的发育和生长。新生儿的营养需求主要包括以下几个方面。

（一）蛋白质

蛋白质是新生儿生长发育的基础，对于细胞的合成和修复起着重要作用。母乳中含有丰富的蛋白质，可以满足新生儿的需求。如果母乳不足或无法喂养母乳，可以选择配方奶粉来补充蛋白质。

（二）碳水化合物

碳水化合物是新生儿的主要能量来源，能够提供身体所需的能量。母乳和配方奶粉中都含有适量的碳水化合物，可以满足新生儿的需求。

（三）脂肪

脂肪是新生儿生长发育所需的重要营养素，对于大脑和神经系统的发育至关重要。母乳中含有丰富的脂肪，可以满足新生儿的需求。

（四）维生素和矿物质

新生儿需要维生素和矿物质来维持身体的正常功能。母乳中含有丰富的维生素和矿物质，可以满足新生儿的需求。如果母乳不足或无法喂养母乳，可以选择添加维生素和矿物质的配方奶粉。

（五）水分

新生儿的身体含水量较高，需要充足的水分来维持水平衡。母乳和配方奶粉中都含有适量的水分，可以满足新生儿的需求。

二、新生儿的喂养方法

（一）母乳喂养

母乳是新生儿最理想的食物，含有丰富的营养物质和抗体，可以提高新生儿的免疫力。母乳还有助于母婴之间的亲子关系，可以促进母婴情感的交流（图9-1）。

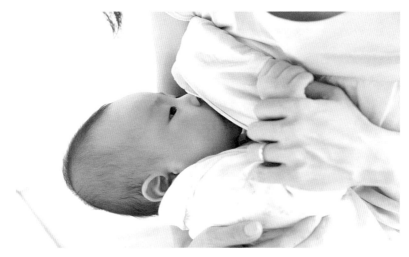

图9-1　母乳喂养

1. 纯母乳喂养　母乳是新生宝宝最佳的食物，世界卫生组织（WHO）提倡婴儿出生后6个月内进行纯母乳喂养，然后及时合理添加辅食的同时继续母乳喂养至2岁或更长时间。正常新生儿应在出生后半小时内开奶，遵循"按需喂养"原则，以宝宝吃饱为准，每次哺乳15—20分钟为宜，次数不限；出生后1个月内建立进食规律，哺乳频次从一开始1—2小时一次，到2—3小时一次，逐渐延长至3—4小时一次。

正确的喂哺姿势有斜抱式、卧式、抱球式，无论采用何种姿势，以母亲舒适、松弛，婴儿快乐、满足为原则。哺喂时，妈妈姿态放松，手托宝宝臀部调整姿势，使宝宝身体成一直线，与自己"三贴"，即腹贴腹、胸贴胸、乳房贴婴儿下巴。喂奶时把整个乳晕和乳头放在宝宝的嘴中，要注视、抚摸宝宝，并与宝宝讲话。

妈妈泌乳过快、奶水量多时，可用手指轻压乳晕，减缓奶水的流出，避免宝宝来不及吞咽引起呛咳。要注意观察，妈妈的乳房不可堵住宝宝鼻孔，喂养过程中要随时观察宝宝的情况。若宝宝有呛咳时，应立即停止喂奶。

2. 部分母乳喂养　母乳不足时仍应维持必要的吸吮次数，以刺激母乳分泌。每次哺喂时，先喂母乳，后用配方奶补充母乳不足，补充的乳量根据宝宝的食欲及母乳分泌量而定。

3. 特殊情况下母乳喂养　早产低体重或患有疾病的宝宝，住院治疗期间最好坚持母乳喂养，妈妈可以用吸奶泵定时将母乳吸出并储存于冰箱或冰盒内，然后送院喂给宝宝。吸出母乳的保存条件和时间参考表 9 - 1 所示。从冰箱冷冻室取出的母乳应先置于冰箱冷藏室待其解冻，使用前可在 37 ℃—40 ℃温水中加温，不要使用微波炉或煮沸加热。

表 9 - 1　母乳的保存条件和时间

保存条件	温度	允许保存时间
室温	20 ℃—25 ℃	4 小时
	便携式保温冰盒内 15 ℃	24 小时
冰箱冷藏室	冰箱冷藏区 4 ℃	48 小时
	冰箱冷藏区 4 ℃，但经常开关冰箱门	24 小时
冰箱冷冻室	−15 ℃—−5 ℃	3—6 个月
	−20 ℃	6—12 个月

（二）人工喂养

有些宝宝或妈妈有特殊情况，不能母乳喂养时，可选择配方奶粉，建议正规途径购买并严格按说明书冲调，因为冲调得太稀或太浓都不利于宝宝健康，冲调水温在 37 ℃—40 ℃，奶瓶、奶头用清水清洗干净后，放入大口锅浸没过水，水沸后再煮 10 分钟。

（三）营养补充剂

1. 维生素 D　正常足月宝宝出生后数日内开始补充维生素 D 400 IU/d。早产儿或低出生体重儿补充维生素 D 800 IU/d，如果已经喂养了早产儿配方奶粉的，维生素 D 减为 400 IU/d。

2. 钙剂　纯母乳喂养宝宝，宝妈营养充足无需额外补钙。配方奶喂养宝宝奶量在 700 mL/d 左右，也不需要额外补钙。

3. 铁剂　纯母乳喂养的早产儿和低体重儿，生后 2—4 周开始每日补充元素铁 1—2 mg/kg，直至 1 周岁。晚期早产儿（孕周≥34 周，或出生体重≥2 500 克）不需要补铁。不能母乳喂养时应选择铁强化配方奶，宝宝一般也无需额外补铁。

4. 母乳添加剂　体重<2 000 克的早产儿，在母乳喂养的同时，可适当加用母乳强化剂或早产儿配方奶，可增加蛋白质、能量、矿物质和维生素含量，确保其营养需求。建议根据喂养表现循序渐进逐步添加，刚开始用量 1 包母乳强化剂加入 100 毫升母乳中，观察 1—2 日，如无不适表现，则每 1—2 日由 1 包/100 毫升增加至半量和全量强化，半量即 2 包母乳强化剂加入 100 毫升母乳中，全量即 4 包母乳强化剂加入 100 毫升母乳中。

5. 食盐　1 岁以内的宝宝完全可以从奶和天然食物中获取足够的钠，无需额外补充。宝宝的肾脏功能在 1 岁之前还未发育成熟，如果过多补充食盐，会使电解质过多，增加肾脏的负担，不利于肾脏的发育、成熟，还有可能会导致身体出现水肿等不良反应。此外，过早添加食盐等调味品还会增加日后罹患高血压的风险。

（四）如何判断吃到足够的母乳

喂奶时要注意观察新生儿的吃奶情况，确保吃饱喝足。如果新生儿出现吐奶、哭闹或体温异常等情况，需及时就医。

1. 观察宝宝吞咽声　哺喂时，宝宝有节律地吸吮，并可听见明显的吞咽声。

2. 观察宝宝排尿和排便　宝宝每日排尿 6—8 次或尿湿 5—6 个纸尿裤；每日排便 3—4 次，每次大便量应多于一大汤匙。宝宝的排尿和排便情况良好，说明宝宝摄入了足够的母乳。

3. 观察宝宝表情　每次吃完奶以后，宝宝自己放开乳房，表情满足且安静入睡，表明乳汁充足。

4. 观察乳房饱满度　哺乳前乳房饱满，哺乳后变软，说明宝宝吃到了母乳。

5. 观察宝宝体重　宝宝出生后有生理性体重下降，大多在出生后 3—4 日降到最低点，以后回升，至 7—10 日恢复到出生时体重。一般出生后 1 个月内平均体重增加 25—35 g/d，满月时体重增加至少 600 克。

（五）常见喂养问题及处理

1. 溢奶　宝宝胃呈水平位，容量较小，且胃部肌肉发育未完善，贲门括约肌松弛，吃奶后常自口角溢出少量乳汁。哺乳过多或吞入空气时多见。处理：喂奶后宜将宝宝头靠在母亲肩上竖直抱起，轻拍背部，可帮助排出吞入的空气从而预防溢奶。宝宝睡眠时宜侧卧位，可预防溢奶导致的窒息。若经上述处理后婴儿溢奶症状无改善，或体重增长不良，应及时就医。

2. 母乳性黄疸　生理性黄疸大多在出生后2—3日出现，4—5日时最严重，足月儿一般在7—10日消退，早产儿一般在2—4周消退。但也有部分母乳喂养宝宝黄疸消退延迟，体格发育良好，无其他任何症状，则考虑母乳性黄疸，一般无需治疗，停喂母乳24—48小时后黄疸可明显减轻，至黄疸自然消退，应继续母乳喂养。

3. 湿疹　宝宝出现湿疹时应尽可能母乳喂养，哺乳期间宝妈少进食牛奶、蛋类、坚果类和海产品等易致敏食物；要避免日光直射、搔抓、食物过热及环境温度过高等。

4. 牛乳蛋白过敏　如果您的宝宝确诊为牛乳蛋白过敏，应使用深度水解配方或氨基酸配方至少持续6个月或直至9—12月龄，重度牛奶蛋白过敏可持续至12—18月龄。因此一定要按照医生建议，不要随意更换配方奶。

5. 不宜母乳喂养　宝妈正接受化疗或放射治疗、患活动期肺结核且未经有效治疗、艾滋病感染、吸毒等情况下，不宜母乳喂养。母亲患其他传染性疾病或服用药物时，应咨询医生，根据情况决定是否可以哺乳。

总之，新生儿是家庭的宝贝，需要得到父母的精心呵护和照顾。正确的营养供给和喂养方法对于新生儿的健康成长至关重要。希望本文能够帮助父母更好地了解新生儿的营养需求和喂养方法，为宝宝的健康成长提供有力支持。愿每一个新生儿都能健康快乐地成长，成为家庭的骄傲和希望。

第四节　新生儿睡眠与保暖

　　新生儿睡眠与保暖是新生儿护理中非常重要的两个方面。良好的睡眠和适当的保暖对新生儿的生长发育有着至关重要的作用。因此，对于新手父母而言，掌握一定的新生儿睡眠和保暖的相关知识，可以有助于家长们更好地照顾新生儿。

一、新生儿睡眠

睡眠对新生儿来说非常重要，良好充足的睡眠是新生儿成长发育的基础，不仅可以帮助新生儿更好地适应外界环境，还可以更好地促进新生儿的生长发育，增强新生儿的免疫力。因此，对于家长们而言，需要了解新生儿睡眠的特点和规律，尽量为新生儿创造一个良好的睡眠环境。

（一）新生儿的睡眠的特点

1. 睡眠时间长　新生儿每日需要的睡眠时长为 16—20 小时，有些新生儿可能需要更长的睡眠时间。这是因为新生儿阶段他们的大脑发育尚未完全，因此需要充足的睡眠来促进神经系统的发育。

2. 睡眠周期短　新生儿的睡眠周期通常只有 45—60 分钟，所以他们容易过于频繁地醒来，尤其是在夜间。对于这种情况，家长们也不必过于担心，只需要保证新生儿足够的睡眠时间即可。

3. 深浅睡眠交替　新生儿的睡眠状态会不断地从深睡眠过渡到浅睡眠，然后再回到深睡眠，这是正常的生理现象，家长不需要过度干预。

（二）新生儿睡眠环境

1. 保证适宜的温度　适宜的温度是新生儿良好睡眠的第一步，因此应该保持室内温度在 22 ℃—24 ℃，过冷或过热均不利于新生儿的良好睡眠。

2. 保持柔和的光线　在新生儿睡眠期间，应尽量保持光线的柔和，可以将室内灯光调成暖色灯光，避免过强或过亮的光线刺激新生儿的眼睛而影响其睡眠。

3. 保证安静的环境　保持室内安静，避免嘈杂的声音干扰新生儿的睡眠。当然，家长们也可以在新生儿入睡时尝试播放一些轻柔的音乐，帮助他们更快地进入深度睡眠，但需注意音量大小的调节。

（三）新生儿睡眠习惯培养

1. 良好的睡眠习惯　虽然新生儿需要充足的睡眠，但家长们应该尽量锻炼新生儿养成良好的睡眠作息习惯，尽量让新生儿在白天保持清醒状态，晚上保持睡眠状态。提早地培养新生儿睡眠习惯，有助于新生儿养成良好的生物钟。

2. 必要的睡前准备　为了新生儿更好地进入睡眠状态，在新生儿睡前可进行一些准备工作，如洗澡、更换尿布、穿宽松舒适的睡衣等。这些准备工作可以帮助新生儿放松身心，更快更好地入睡。

3. 适度的安抚　家长们在新生儿入睡前，可以通过轻拍、抚摸等方式安抚新生儿。同时，避免使用摇晃或过度刺激的方式哄睡新生儿，以免影响他们的睡眠质量。

二、新生儿保暖

保暖是新生儿护理中的另一个重要方面。新生儿时期十分娇嫩，身体功能尚未发育，尤其是体温调节能力尚未发育完全，最容易受到外界环境温度变化的影响。因此，家长们需要了解新生儿保暖的原则和方法，确保他们在一个适宜的温度环境中成长。

（一）新生儿保暖原则

1. 合适室温　保持新生儿所处的室内环境温度适宜，一般应将室温控制在24 ℃—26 ℃。可以使用空调、暖气等设备来调节室温，但需要注意避免过度加热或制冷导致空气过于干燥或潮湿，影响新生儿的呼吸健康。

2. 适当穿着　新生儿的皮肤娇嫩，应该选择柔软舒适、透气性好的纯棉或纱布制成的衣服，并且根据天气温度变化适当增减衣物。同时，可以给孩子穿戴袜子、帽子等，着重注意保护头部和脚部，避免受凉。

3. 及时护理　家长们应该及时更换干净、柔软的床品和毛毯，定期清洗和晾晒衣物和床品，保持室内卫生，避免细菌滋生。

4. 注意饮食保暖　新生儿饮食时也需要注意保暖，喂奶时可以给宝宝擦拭手脚，确保手脚温暖，避免着凉。同时，家长也可以适当地给宝宝喂一些热水，有利于腹部保暖，减少腹胀、腹泻的发生概率。

总之，新生儿保暖护理需要家长们的细心和耐心，要随时注意观察宝宝的情况，出现异常时需要及时到医院检查治疗。同时，也要避免过度加热和包裹，以免影响宝宝的正常生长发育。

（二）新生儿保暖方法

1. 使用保暖设备　在室内使用暖风机、空调等设备，保持室内温度适宜。同时，要注意避免设备直接对着新生儿吹风，以免他们受凉。

2. 定期检查体温　定期检查新生儿的体温，确保他们在适宜的温度范围内。如果发现体温异常，应及时采取措施进行处理。

3. 注意保暖细节　在新生儿睡觉或外出时，要注意为他们盖好被子、穿上袜子等保暖措施。同时，避免让新生儿长时间暴露在寒冷的环境中。

新生儿睡眠与保暖是新生儿护理中不可或缺的两个方面。良好的睡眠和适当的保暖对新生儿的生长发育有着至关重要的作用。家长们需要了解新生儿睡眠和保暖的特点和规律，为他们创造一个良好的睡眠环境和温度环境。在睡眠方面，要注意培养新生儿的睡眠习惯和提高他们的睡眠质量；在保暖方面，要遵循新生儿保暖的相关原则，确保新生儿在一个温暖、舒适的环境中成长。

第五节　新生儿常规护理操作及安全急救

一、新生儿常规护理操作

新生儿阶段是宝宝生命中最为脆弱的时期，需要家长们精心呵护。正确的护理操作不仅能够保证宝宝的健康，还能为宝宝的成长奠定良好的基础。熟悉并掌握一定的新生儿护理知识及操作，将有助新手家长们更好地照顾宝宝。

对于新生儿的护理我们要了解新生儿皮肤娇嫩，体温调节能力差，容易受到外界环境影响的生理特点。还要遵循保持清洁、干燥、温暖、安全的环境，避免过度包裹和束缚，保证宝宝有足够的休息和睡眠的护理原则。

（一）喂养护理

1. 母乳喂养　母乳是新生儿最好的食物来源，不仅营养丰富，可以增强宝宝的免疫力，还有助于增进和宝宝的感情交流。在母乳喂养时应注意：在哺乳前，母亲应洗净双手，确保乳房清洁；在哺乳时，应保持舒适的姿势，避免宝宝吞咽空气；在哺乳后，应轻拍宝宝背部，帮助其排气。

此外，在喂养时还要注意把握每次哺乳的时间和次数，避免过长或过量喂乳导致宝宝积食。

2. 人工喂养　对于人工喂养的宝宝，应选择适合宝宝的奶粉，并按照说明书配制。喂奶时应注意奶瓶的温度，保持奶瓶倾斜，使奶嘴充满奶液，避免宝宝吸入空气。喂奶后同样需要轻拍宝宝背部，帮助其排气而避免积食。

（二）皮肤护理

1. 保持清洁　每日为宝宝洗澡，同时注意洗澡时水温适中，新生儿皮肤娇嫩，因此建议清水洗澡即可，避免使用刺激性强的洗浴用品。洗澡后应及时擦干水分，避免宝宝受凉。

2. 防止感染　尤其应该注意宝宝脐部护理，可每日用碘伏消毒脐部，避免感染。此外，宝宝的尿布应勤换洗，保持干爽，避免尿布疹的发生。

（三）眼部护理

1. 清洁　每日可用生理盐水或温开水为宝宝清洗眼部，去除眼部分泌物。清洗时应避免用力擦拭，以免损伤宝宝娇嫩的眼部皮肤。

2. 避免强光刺激。

3. 宝宝的眼睛对光线敏感，应避免直接阳光照射。同时，室内光线也应保持柔和，避免过强或过暗的光线对宝宝的眼睛造成刺激。

（四）耳部护理

1. 清洁　宝宝的耳廓容易积聚污垢，家长可用棉签蘸取适量生理盐水或温开水轻轻擦拭。但需注意的是，不要将棉签深入宝宝耳道内部，以免损伤耳膜。

2. 避免进水　在为宝宝洗澡时，应特别注意避免水流入宝宝的耳道，以免引发感染。

（五）口腔护理

1. 清洁　宝宝的口腔黏膜娇嫩，不宜使用牙刷等工具进行清洁。家长可在喂奶后用温开水为宝宝漱口，以保持口腔清洁。

2. 避免感染。

3. 注意宝宝的口腔卫生，避免宝宝接触感染源。如有口腔炎症等症状，应及时就医治疗。

二、新生儿特殊护理操作

（一）穿脱衣物

1. 选择合适的衣物　新生儿的衣物应以柔软、透气、吸汗为原则，避免选择带有刺激性气味或颜色的衣物。

2. 穿脱技巧　在为宝宝穿脱衣物时，应注意保暖并避免过度包裹。穿脱过程中应轻柔操作，避免损伤宝宝的皮肤。

（二）更换尿布

1. 选择合适的尿布　新生儿的尿布应以柔软、吸水、透气为原则，可选择棉质或纸质尿布。

2. 更换技巧　在更换尿布时，应注意保持宝宝的皮肤干爽，避免尿布过紧或过松。更换过程中应注意保暖并避免宝宝受凉。

（三）睡眠护理

1. 创造良好的睡眠环境　保持宝宝睡眠环境的安静、舒适、温暖和安全。床垫应软硬适中并保持清洁干燥，避免宝宝接触过敏原或感染源。

2. 培养良好的睡眠习惯　建立规律的睡眠习惯有助于宝宝的健康成长。家长应注意观察宝宝的睡眠需求并适时调整作息时间。

三、新生儿常见急救知识及操作

新生儿是家庭中最珍贵的财富，他们的健康成长是每位家长的心愿。然而，新生儿由于生理功能尚未发育完全，常会遇到一些突发状况，需要家长掌握一定的急救知识以应对。通过介绍新生儿常见的急救知识及操作方法，可以帮助家长们在关键时刻能够冷静应对，保障宝宝的生命安全。

（一）窒息急救——海姆立克急救法

新生儿窒息是危及生命的紧急情况，通常由于异物堵塞呼吸道引起，海姆立克急救法是一种针对窒息的有效急救方法。

1. 操作步骤　将宝宝脸朝下放在膝盖上，头部略低于胸部；一侧手臂支撑宝宝的胸部，并托住下颌；另一只手的掌根在肩胛之间用力向下推压 5 次；将宝宝翻转过来，在胸部中央的胸骨下半部快速按压 5 次；反复进行这两个步骤，直到异物排出。

2. 注意事项　确保操作正确，避免对宝宝造成伤害；如宝宝失去反应，应立即进行心肺复苏。

（二）心肺复苏

对于新生儿的心肺复苏，需要掌握正确的操作方法和步骤。

1. 操作步骤　轻拍宝宝足底或捏掐宝宝耳垂，观察是否有反应；如宝宝无反应，立即呼叫120并寻求他人帮助；立即进行心肺复苏，将宝宝平放在硬质的平面上，解开衣物，准备进行心肺复苏；用一手掌根放在宝宝胸骨下半部，另一手重叠其上，手指抬起不接触胸壁，以每分钟100—120次的速度进行按压，每次按压深度约为胸廓前后径的1/3；如宝宝无自主呼吸，可进行人工呼吸。捏住宝宝鼻子，用自己的嘴完全罩住宝宝的嘴，吹气两次。每次吹气时间约1秒，使胸廓隆起；持续进行30次胸外按压后，进行两次人工呼吸。如此循环，直到专业救援人员到达。

2. 注意事项　心肺复苏过程中要保持冷静，遵循正确的操作步骤；避免过度用力按压或吹气，以免对宝宝造成伤害；尽快联系专业救援人员，以便及时获得更有效的救治。

（三）烧烫伤急救

新生儿皮肤娇嫩，容易受到烧烫伤的伤害。掌握正确的急救方法对于减轻伤害至关重要。

1. 处理方法　如宝宝接触到热水、火等热源，应立即将其抱离，避免进一步伤害；用流动的清水冲洗伤口10—20分钟，降低皮肤温度，减轻疼痛。注意水温不宜过低，以免冻伤；轻轻去除宝宝身上的衣物，避免撕扯到伤口。如衣物与伤口粘连，可用剪刀剪开；用干净的纱布或毛巾轻轻覆盖伤口，避免感染，注意不要涂抹牙膏、酱油等物品；然后尽快将宝宝送往医院接受专业治疗。

2. 注意事项　平时要加强对宝宝的监护，避免发生烧烫伤事故；教育宝宝不要接触热水瓶、火炉等危险物品；家中要保持整洁，避免杂物堆积，防止宝宝跌倒或烫伤。

（四）误吞异物急救

新生儿好奇心强，容易误吞异物。掌握正确的急救方法可以帮助宝宝及时排出异物。

1. 处理方法　如宝宝误吞异物，先观察其是否有呼吸困难、咳嗽等症状；如宝宝能够咳嗽，鼓励其用力咳嗽，尝试将异物咳出；告诫宝宝不要吞咽口水或食物，以免异物进入更深部位；如宝宝无法自行排出异物或出现严重症状，应立即就医。

2. 注意事项　加强对宝宝的看护，避免其接触到危险物品；教育宝宝不要将玩具等物品放入口中；家中要保持整洁，避免杂物堆积，减少宝宝误吞异物的风险。

总之，掌握新生儿常见急救知识对于家长来说至关重要。在关键时刻能够冷静应对、正确操作可以有效保障宝宝的生命安全。同时，家长也要加强对宝宝的日常监护和教育，预防意外事故的发生。希望每位家长都能成为宝宝健康成长的坚强后盾。

参考文献

[1] 李欢玉，雷磊. 浅析《胎产书》的胎孕胎育理论［J］. 湖南中医药大学学报，2013，33（05）：15－17.

[2] 马继兴. 中医文献学［M］. 上海：上海科学技术出版社，1990.

[3] 马继兴. 马王堆古医书考释［M］. 长沙：湖南科学技术出版社，1992.

[4] 曹碧晏，王明强. 论我国古代医学的4种胎相学说［J］. 中华中医药杂志，2022，37（02）：678－682.

[5] 王卉. 马王堆汉墓帛书《胎产书》研究综述［J］. 湖南省博物馆馆刊，2013，（00）：55－63.

[6] 陈农. 《马王堆帛医书》的胎产生育观［J］. 上海中医药杂志，1993，（08）：37－38.

[7] 周一谋，萧佐桃. 马王堆医书考注［M］. 天津：天津科学技术出版社. 1988.

[8] 孙思邈. 备急千金要方［M］. 北京：人民卫生出版社，1982.

[9] 巢元方. 诸病源候论［M］. 太原：山西科学技术出版社，2015.

[10] 张登本. 孙理军. 诸病源候论注评［M］. 北京：中国中医药出版社，2022.

[11] 丹波康赖. 医心方［M］. 翟双庆，张瑞贤，校注. 北京：华夏出版社，1993.

[12] 朱瑞章. 卫生家宝产科备要［M］. 徐安国，整理；杨金萍，点校. 上海：上海科学技术出版社，2003.

[13] 单南山，施雯，严洁，等. 胎产指南［M］. 北京：人民卫生出版社，1996.

[14] 唐千顷. 增补大生要旨：5卷［M］. 马振蕃，续增. 宏大印刷纸号.

[15] 王洪图. 黄帝内经研究大成：中［M］. 北京：北京出版社，1997.

[16] 冯若. 孕产妇全程保健全书［M］. 白金版. 昆明：云南出版集团公司，2012.

[17] 旷惠桃. 马王堆帛书《胎产书》对优生学的贡献［J］. 湖南中医学院学报，1987（03）：41－42.

图书在版编目（ＣＩＰ）数据

马王堆胎产生殖健康 / 李波男，李玲主编. -- 长沙 ：
湖南科学技术出版社，2024. 11. --（让马王堆医学文化
活起来丛书 / 何清湖总主编）. -- ISBN 978-7-5710-3029-2

Ⅰ. R169

中国国家版本馆 CIP 数据核字第 2024P35N33 号

马王堆胎产生殖健康

总 主 编：何清湖

副总主编：陈小平

主　　编：李波男　李　玲

出 版 人：潘晓山

责任编辑：李　忠　杨　颖

出版发行：湖南科学技术出版社

社　　址：长沙市芙蓉中路一段 416 号泊富国际金融中心

网　　址：http://www.hnstp.com

湖南科学技术出版社天猫旗舰店网址：

　　　　　http://hnkjcbs.tmall.com

邮购联系：0731-84375808

印　　刷：长沙艺铖印刷包装有限公司

　　　　　（印装质量问题请直接与本厂联系）

厂　　址：长沙市宁乡高新区金洲南路 350 号亮之星工业园

邮　　编：410604

版　　次：2024 年 11 月第 1 版

印　　次：2024 年 11 月第 1 次印刷

开　　本：710mm×1000mm　1/16

印　　张：11.5

字　　数：169 千字

书　　号：ISBN 978-7-5710-3029-2

定　　价：68.00 元